孩子最需要的彩绘科普书

让您在探究世界的同时 享受美妙的视觉旅程

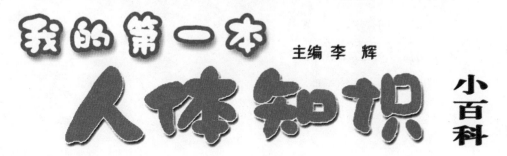

主编李 辉

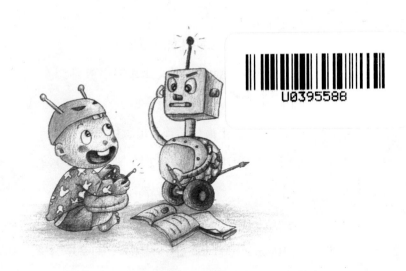

上海科学普及出版社

图书在版编目（CIP）数据

我的第一本人体知识小百科 / 李辉编著 . — 上海：上海科学普及出版社，2015.1

（趣味知识小百科）

ISBN 978-7-5427-6235-1

Ⅰ . ①我… Ⅱ . ①李… Ⅲ . ①人体 – 青少年读物 Ⅳ . ① R32-49

中国版本图书馆 CIP 数据核字（2014）第 217380 号

责任编辑：李　蕾

趣味知识小百科

我的第一本人体知识小百科

李　辉　编著

上海科学普及出版社发行

（上海中山北路 832 号 邮编 200070）

http://www.pspsh.com

各地新华书店经销　三河市恒彩印务有限公司印刷

开本：710mm×1000mm　1/16　印张：11.25　字数：100 000

2015 年 1 月第 1 版　2015 年 1 月第 1 次印刷

ISBN 978-7-5427-6235-1　定价：29.80 元

随着社会的发展，科技的进步，掌握科普知识也显得越来越重要。那么，什么是科普呢？简而言之，科普就是科学知识的普及。以前说起科普，主要是指生硬的讲解和直接地灌输科学结论，使受众感到特别枯燥、乏味。而如今，科普的观念已经有了很大的变化，是"公众理解科学"、"科学传播"的思想，强调科普的文化性、趣味性、探奇性、审美性、体验性和可视性等特点。它还要求科学家以公开的、平等的方式与受众进行双向对话，总之，是让科学达到民主化、大众化的效果。

其实，在科学的研究之初，人们因为好奇，所以去探究自然界，探究我是谁，从哪里来，到哪里去。也就是说，科学是从不断的发问开始的，是一种寻根的活动，是一种求真的精神追求。而现今大多数人只是为了追求知识量，一味地去死记一些科学结论，从来不去想想这些结论最初是怎么得来的，也很少能体验到逻辑美感的精神愉悦。

科学原本是带给人们探究并认知世界的最美享受，是能够满足人们好奇心、认知欲的一门学问。说到科学，难免会让人们想到一些伟人的科学精神，如当年布鲁诺因坚信日心说而坦然走向宗教裁判所用的火刑，那种为求真一往无前的精神，实在令人敬佩。科学精神是人类的一大宝贵财富，是人类一切创造发明的源泉。有了科学精神，凡事都会讲求真，而决不随波逐流。

我们知道，科普读物曾长期被人们误会和曲解，其专业化和细节化使得很多人过多关注于某一个极其细微之处，从而使它变得索然无味，仿若嚼蜡。本套丛书出版的目的就是要打破这一现象，把枯燥的科普读物变得更加有趣。我们期冀借助精美的图片、流畅的文字，让读者从字里行间体会到科学的情感所在。

这套丛书很好地为读者展现出诸如生命机体、天空海洋、草原大陆、花鸟虫鱼等最纯真、最真实的世界，我们以最虔诚的态度尊重自然、还原历史。纯洁、自然、不事雕琢，这是我们渴望得到读者认可的终极理想。

感谢在本套丛书的出版过程中给予帮助的所有朋友，感谢各位编辑、各位同仁的鼎力支持，也欢迎读者提出宝贵建议，您的建议是我们进步的阶梯，也是我们最宝贵的财富。

编者

目　录

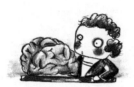
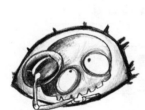
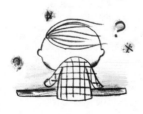

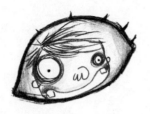

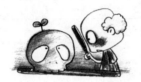

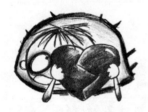

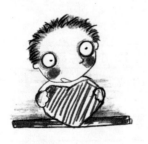

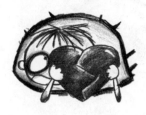

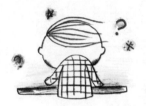

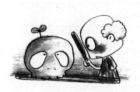

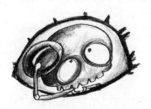

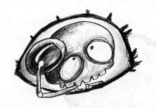

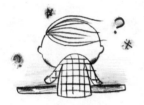
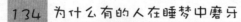
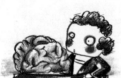
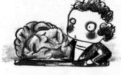
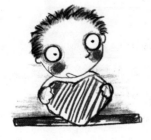

我们的身体就如同一座小迷宫，如果你能走进这个人体迷宫，我相信你一定会有很大的收获。譬如，"左眼跳财，右眼跳灾"是真的吗？睡觉打呼噜是生病了吗？晕车、晕船是生病了吗？人可以倒立吃东西吗？牙龈出血是怎么回事？我们的胃液会消化铁吗？……

　　上述问题的答案有的是因为身体在开小差，有的是因为身体太过敏感，有的是因为身体器官有着自己的特殊功能，不过有的确实是生病了。

　　如果你想知道具体的答案，那就赶快和大家一起来看看吧！

精彩故事开始啦！＞＞＞

人脑是什么样子的

　　人脑是一个非常精密的器官，是人体内中枢神经系统中最高级的部分。不管我们是读书、说话，还是吃饭、走路，都要受到它的支配，在生活中，它无时无刻都在发挥作用。既然大脑这么重要，有着强烈好奇心的我们一定想知道，它到底是什么样子的呢？

　　从外形上看，人脑就像是一个核桃仁，它由约140亿个细胞组成，重约1400克，总表面积约为

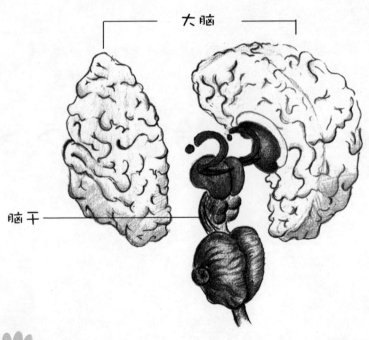

大脑

脑干

2200平方厘米。

脑1秒发生10万种生化反应，消耗全身20%的氧气，消耗的能量可点燃一盏功率为20瓦的灯泡。

人脑每天能记录下8600万条信息，一生能储存100万亿条信息，相当于世界最大的图书馆——美国国会图书馆的50倍，即5亿本书的知识。

脑就像一个指挥着千军万马的司令部，我们身体的每一个部位都归它协调、由它管理，我们做的每一个动作、说出的每一句话、呈现的每一个表情等，都要经过它的筛选和许可，才能正常表现出来。低等脊椎动物的脑比较简单，和它们比起来，人和其他哺乳动物的脑更加发达。人脑可分为大脑、小脑和脑干三个部分。

> 人有两件宝，双手和大脑。双手会做工，大脑会思考。
>
> 我们一定要让自己的大脑活跃起来，多多思考哦。只有这样，我们才会变得更加聪明。

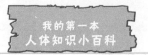
脑在人体中担任什么角色

你的鼻子能看东西吗？你的耳朵能说话唱歌吗？你的眼睛能听到声音吗？当然不能，因为有大脑在帮我们管理，并指挥一切工作的进行，这样，我们身体上的每一个器官，都会做它该做的事情，而不会乱掉。我们看东西时，会自然张开眼睛；听音乐时，会仔细用耳朵听；吃饭时，会张开嘴巴，把食物送进嘴里，然后咀嚼、下咽。

大脑的皮质层很薄，却布满了数百亿个神经细胞，而每一个细胞都有自己专门的任务，它们分工合作，有的只接收声音的信号，有的只接收光线和颜色的信号，有的接受触觉的

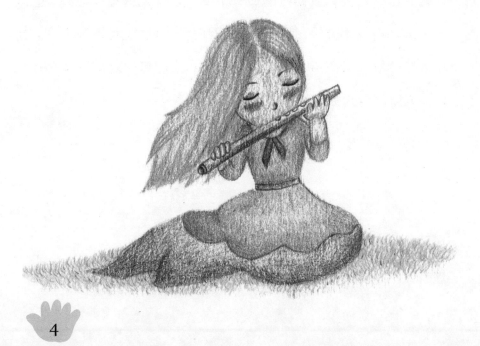

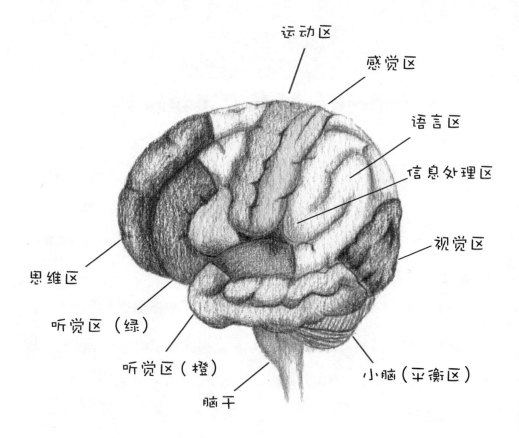

运动区

感觉区

语言区

信息处理区

视觉区

思维区

听觉区（绿）

听觉区（橙）

脑干

小脑（平衡区）

信号，有的管手的动作，有的管脚的动作，也有的管心、肺、肝等内脏的工作，还有的管记忆、语言、读书、画画等。**愈是复杂的工作，就有愈多的细胞共同管理。**

　　我们的大脑要工作，就需要营养来供给能量。正因为大脑要管的事情太多了，所以也特别需要好的养分。大脑的神经细胞只要在1.5分钟内得不到氧气，人就会失去知觉；而如果五六分钟后仍缺氧，神经细胞便会陆续死去。

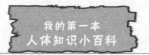

左脑和右脑哪个比较发达

大脑分为左脑和右脑，左脑管理人体右半身的一切活动，具有语言、概念、数字、分析、逻辑推理等功能；右脑管理人体左半身的一切活动的，具有音乐、绘画、空间几何、想象、综合等功能。

达·芬奇是我们熟悉的伟大画家，他创作了很多脍炙人口的作品。

阿基米德是我们所熟悉的伟大的数学家，他破解了很多数学难题。那么画家和数学家相比，真的是画家的右脑要比左脑发达吗？

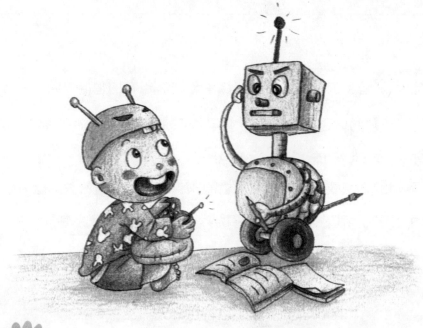

人的左右半脑是不平衡发展的，绝大多数人用的是右手，是左脑发达，而全球有10%的人是左撇子，即右脑比较发达。

由于理解数学和语言的脑细胞集中在左脑，所以左脑发达的人做事更加有逻辑和条理，抽象性思维也比较成熟，善于判断各种关系，在从事社交活动时比较活跃。

由于发挥情感和欣赏艺术的脑细胞集中在右脑，右脑发达的人在知觉、想象力和把握全局的能力方面有可能更强一些，在各种动作上也更加敏捷。

所以，我们可以知道画家的右脑确实比左脑更发达，因为绘画时是靠右脑来思考的；数学家的左脑确实比右脑发达，因为他们在逻辑推理时用得更多的是左脑。

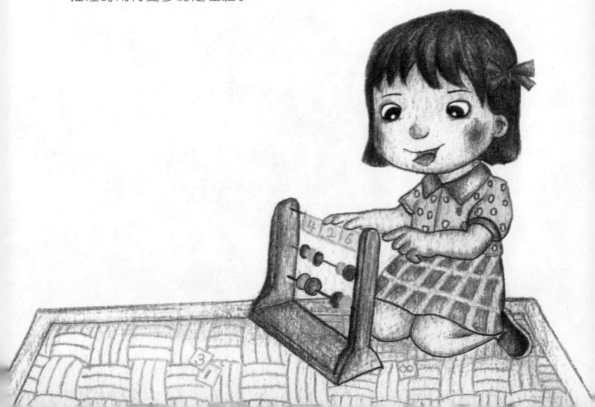

脑子越用越灵活吗

父母和老师经常跟我们说："脑子要多转圈，你多动动脑，脑子就会越来越灵光，否则脑子会'生锈'的。"那么，他们的话到底对不对呢？

我们知道，脑的一切活动都是由神经细胞控制的，神经细胞的表面长满了小颗粒，我们称它们为"突触"，这些突触又控制着神经细胞的活动。经常用脑的人，神经细胞之间的突触就会越来越复杂，并且会使得更多的神经细胞活跃

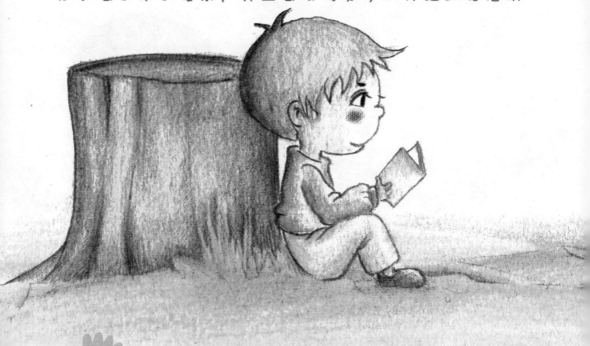

起来，神经细胞产生的电信号传递到大脑海马部位，刺激这一部位的祖细胞。因为祖细胞会发育为新的脑神经细胞，所以，这种刺激最终使脑细胞增殖。

最为明显的就是我们的记忆功能，记忆能够产生新的突触，但是短暂的记忆仅仅在大脑表面细胞之间建立了新的突触（一级记忆），如果没有反复的重复记忆，这种突触就会消失，如果继续复习，那么这种突触就会变得比较持久（二级记忆），但是还是会消失（要较久时间）。当然，长期复习，最终就会导致该突触的永久存在（三级记忆），此时你记忆的东西就很难忘记了！

同样的道理，不仅仅是记忆，多多观察、分析和思考都可以产生新的突触，所以说经常用脑会使人变得聪明！

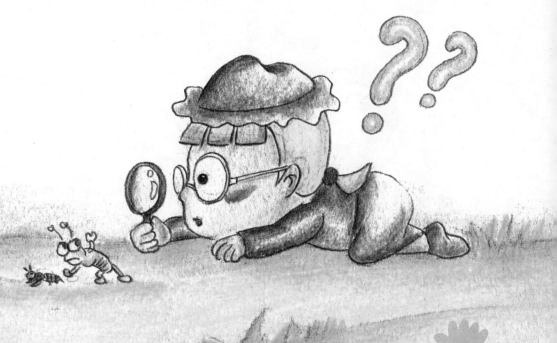

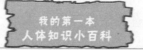

为什么人类的眼珠颜色不一样

东方人是黑眼珠，西方有很多人是蓝眼珠，这是人们所共知的。那么，为什么种族不同的人，眼珠的颜色会不同呢？

这里所说的眼珠是指眼球前面中间部分，这个部位是由角膜、虹膜和瞳孔组成的。**由于角膜是无色透明的，那么眼珠的颜色就是虹膜的颜色。**

科学家研究发现，我们人类眼球的虹膜由五层组织构成的。它们是内皮细胞层、前界膜、基质层、后界膜和后上皮层。这五层组织中，

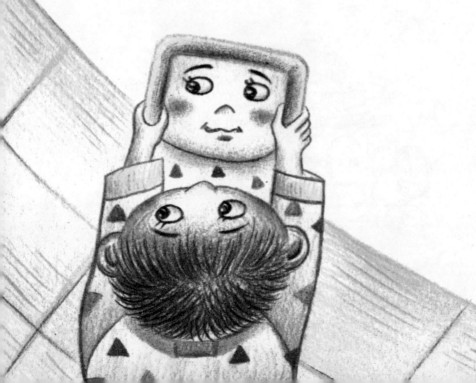

基质层、前界膜和后上皮层中含有许多色素细胞，在这些细胞中所含色素量的多少就决定了虹膜的颜色。

色素细胞中含色素越多，虹膜的颜色就越深，眼珠的颜色也就越黑；而色素越少，虹膜的颜色就越浅，则眼珠的颜色就越淡。

色素细胞中的色素含量与皮肤颜色是一致的，并且与种族的遗传有关系。东方人是有色人种，虹膜中色素含量多，所以，眼珠看上去呈黑色；西方人是白色人种，虹膜中色素含量少，基质层中分布有血管，所以，看上去眼珠呈浅蓝色。

正常成人的眼睛近似于球形，前后平均长 24mm，上下平均长 23mm。眼球最前端突出眼眶外 12～14mm，前 1/6 是透明的角膜，即是"眼珠"，余下 5/6 为白色巩膜，即是"眼白"。

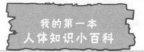

眼睛为什么能看到东西

　　眼睛由瞳孔、虹膜、晶状体、视网膜、视神经等组成。眼球中间的黑洞就是瞳孔，控制瞳孔放大或缩小的是虹膜。虹膜和相机光圈或窗帘一样，可以调节光的明暗，就像阳光太刺眼我们把窗帘拉下来。

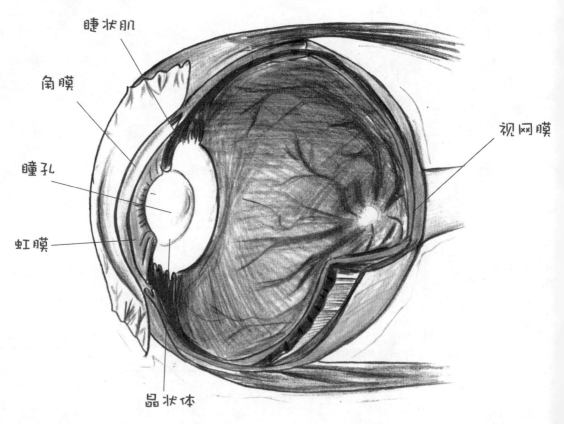

睫状肌

角膜

瞳孔

虹膜

视网膜

晶状体

防止儿童近视的食物

第一类：硬食物，如动物骨、豆类、甘蓝、胡萝卜等，可以促进儿童视力的发育。

第二类：含钙类食物，如豆制品、牛奶、鱼虾等，能够保持眼睛的"液压"处于正常状态。

第三类：含铬元素的食物，如蛋黄、肉类、乳酪、谷物等，作用是使眼睛的渗透压保持平衡，从而防止眼睛近视。

经过虹膜调节的光会进入水晶体中，位于虹膜后方的晶状体，形状像放大镜，当我们看近距离的东西时，晶状体中间的部分会变厚，使焦距变短，看远方的东西时，晶状体中间的部分会变薄，使焦点的距离变远，调节晶状体厚度的肌肉是睫状肌。

物体反射的光，经过瞳孔进入晶状体，然后来到了视网膜，并形成影像。此时，物体的影像是颠倒的。但我们所看见的为什么没有颠倒？因为颠倒的影像跟视神经一起到达脑部时，脑部负责把影像矫正回来。

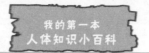

"左眼跳财，右眼跳灾"是真的吗

在生活中，你有没有眼皮一直跳个不停的时候？眼皮的跳动多出现在上眼皮，有时也会在下眼皮，它不受人的思维和意识所控制。

"眼皮跳"分为生理性和心理性，生理性的一般很快就会过去，偶尔也有持续几天的；而心理性的比较严重，必要的时候

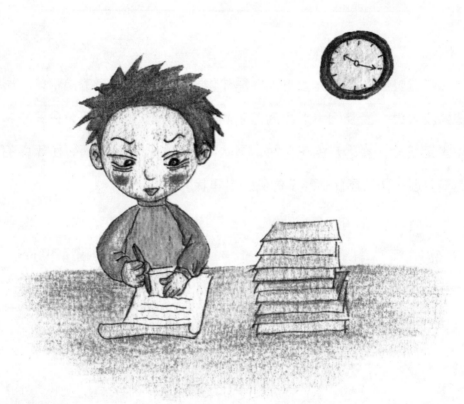

14

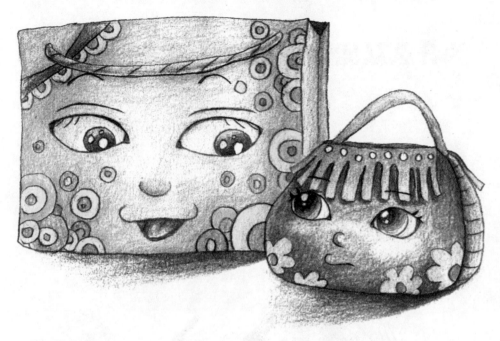

要及时看医生。

　　我们平常抱怨的"眼皮跳"，一般只是短期、间歇性的，多是疲劳或是吃了刺激性的食物、药物所致。面部及眼皮的肌肉运动是受面神经支配的，当面神经受刺激时，即会引起其支配肌肉的抽动，如只影响支配眼皮的分支，则只出现眼皮跳。

　　所以眼皮跳不是祸患将至的先兆，而是由面神经不正常活动引起的。劳累、紧张和疾病都可能引起眼皮跳。出现眼皮跳时，多数人自己感觉明显，旁人却看不出来，只有个别人能被旁人看到眼皮跳。

　　但是如果眼皮持续跳动不缓解，这个时候就应该早日去看医生。

为什么从明处到暗处时会忽然看不见

看电影的时候，我们都有这样的经历：影片要开始了，影院的灯会全部熄灭，这时我们的眼前一片漆黑，基本上什么东西都看不见，过了一会儿，眼睛又能靠微弱的光线看见一些东西了，这是为什么呢？

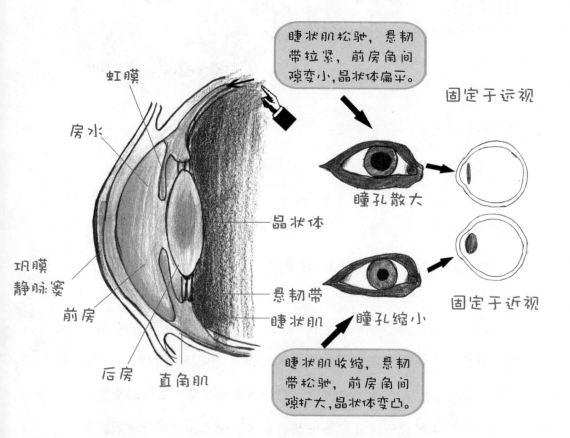

虹膜

房水

巩膜
静脉窦

前房

后房 直角肌

晶状体

悬韧带
睫状肌 瞳孔缩小

睫状肌松弛，悬韧带拉紧，前房角间隙变小，晶状体扁平。

固定于远视

瞳孔散大

固定于近视

睫状肌收缩，悬韧带松弛，前房角间隙扩大，晶状体变凸。

眼白的小秘密

眼白出现绿点：可能是肠梗阻的早期信号。

眼白出现红点：可能是毛细血管末端出现了扩张，糖尿病患者会出现这种状况。

眼白发黄：可能是黄疸的症状。

眼白出现血片：可能是脑动脉硬化的前期警示。

眼白颜色变暗：可能是过敏性反应。

物体本身是凹凸不平的，当光线照射在物体上时，物体就会产生漫反射现象，这样，我们就能够看清楚物体的大小、形状和颜色，但是，一旦失去光线，我们的眼睛就看不见了。

同时，眼睛又具有适应光线、随光线强弱自由调节的能力。眼球内调节光线的东西叫做瞳孔。如果光线很强或者视野开阔，瞳孔会缩小以减少大量的光线刺激眼球；如果光线很暗或环境封闭，瞳孔则会扩大，来尽量多地接收到光线。

但是瞳孔不能一下子调整到最合适的大小，瞳孔需要不断校正焦距和放大或者缩小倍数。因此，一般突然从光亮的地方进入黑暗的环境需要经过一段时间，我们才能适应新的环境。

眼镜有什么作用呢

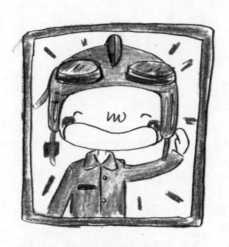

我们经常可以见到不同的人戴着各种各样的眼镜，要么看上去儒雅别致，要么看上去时尚新潮，但是，你知道眼镜有什么用处吗？

眼镜的主要功能是**矫正视力或保护眼睛**。矫正视力用的眼镜有凸透镜、凹透镜和圆柱镜等；保护眼睛用的眼镜有防护镜、防风镜和太阳镜等。

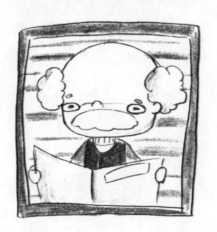

人们常把眼睛比做人体的"照相机"。然而要形成一个清晰的物体影像（聚焦），我们的眼睛必须使从物体反射过来的光线发生屈折，让光线直接落在视网膜上。当聚焦后的光线不能直接落在视网膜上时，我们就需要佩戴矫正视力的眼镜。

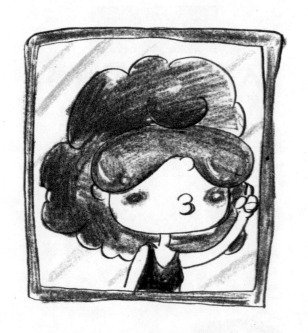

　　近视者只能看清近距离的物体，远距离的物体看起来很模糊，这是因为图像被聚焦到视网膜的前方了，这时近视者佩戴凹透镜，可使聚焦后的光线稍向后移，恰好落到视网膜上。

　　远视的原因是眼球的前后径变短，近距离的物体发出的光线聚焦到视网膜后面，这样近距离看起来就很模糊，只有远距离物体能看清晰，远视者配戴凸透镜，可使光线稍向内折屈，帮助光线落在视网膜上。

　　而防护镜、防风镜和太阳镜则可以防止光线过强，防止风沙吹入眼睛，或者是缓解太阳的刺眼光线。目的都是为了保护好我们的眼睛不受伤害。

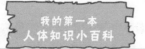

人为什么要眨眼睛

你也许不知道，平均2秒～8秒，我们就会眨一次眼，而每次眨眼的时间，只需0.2秒～0.4秒。所以，用"一眨眼"或"转眼间"来形容很短的时间，是非常贴切的。

在医学上，眨眼又称为"瞬目"，是高等动物才有的神经反射。一切鸟类、家禽或两栖动物，它们都不会眨眼；而猫、

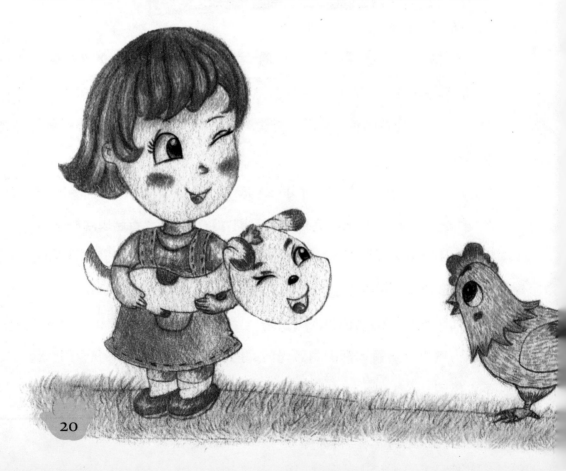

羊等蹄爪类动物，有眨眼动作，但速度很慢。只有猿猴"瞬目"的速度很快，但是还是比不上我们人类的速度。

眨眼是一种不由自主的眼睑运动，称作"瞬目反射"，主要是因为眼睑要保护眼球，所以要眨眼来帮助湿润角膜，使它不会干燥。

另外，也有人认为，当我们转移视线或转动眼球时，眨眼能帮助我们迅速恢复敏锐的视力，所以也和视觉反射有关联。

除此之外，如果有突然的强光照射时，我们会快速闭眼，这也属于瞬目反射的一种。

怎样预防近视眼
要在合理的环境、光线下学习工作；
要有良好的近距离用眼姿势；
要缩短近距离用眼时间；
要增加户外运动，多向远处眺望。

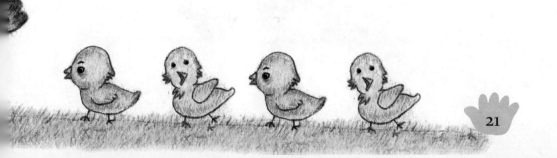

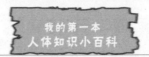

为什么大笑的时候会流眼泪呢

你一定也有这样的经验，当看到好笑的事、听到好笑的笑话，或者被朋友搔痒，都会大笑不止，甚至最后还笑出眼泪来。你原本因为高兴才开怀大笑的，为什么却会笑到流下眼泪来呢？

其实，眼泪不是只有难过或大笑时才有，它在平常就已经时刻在分泌着，并且流动在眼球的表面上，只是分泌量少，而且还紧沿着眼球表面和眼皮内侧的微细空间，向前规规矩矩地流动着，不会没事到处乱流。因此，我们通常感觉不到它的存在。

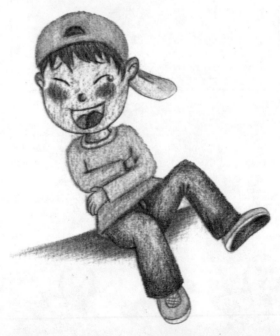

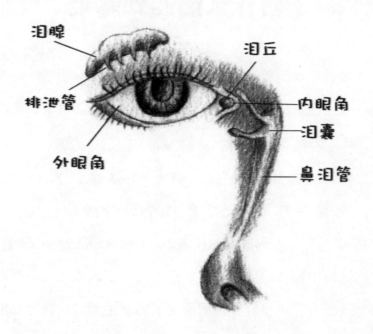

泪腺

泪丘

排泄管

内眼角

泪囊

外眼角

鼻泪管

　　每当我们睁眼和闭眼时，这些眼球表面的泪液，会在瞬间被吸到眼泪的下水道，也就是鼻泪管里去。这个鼻泪管是条不太长的细管子，也是一条让眼泪通到鼻腔中的唯一管道。

　　只要我们大笑时，鼻腔的压力就会增加，泪水无法经由鼻泪管进入鼻腔，再加上笑的时候，眼皮会用力紧闭，又把泪水往鼻腔推，如此泪水既进不去，又被不断挤压，所以积满的泪液只好流出来了。

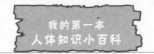

鼻子为什么能闻到味道

花开的时候，我们能闻到各种沁人心脾的花香；吃饭的时候，我们能闻到令人流口水的饭香；同样地，我们也能闻到诸如食物腐烂之类难闻的气味。你想过这是为什么吗？

原来，在我们的鼻腔内部，有一块黏膜，大约有5平方厘米，上面分布着100多万个嗅觉细胞，它们与大脑保持着联系，是我们闻出各种味道的嗅觉感受器。我们知道，气味是由物质的挥发性分子形成的，当人吸气时，飘散在空中的气味分子就会钻进鼻腔，与里面的嗅觉细胞相遇。嗅觉细胞马上兴奋起来，将感受到的刺激转化成特定的信息，传入大脑，于是就产生了嗅觉，人就闻到了各种各样的气味。

大脑会根据不同的气味，做出各种指令，来指导我们做出不同的反应。这些大脑指令，既有先天性的趋利避害，也有后天性的经验归纳。如果这种气味发自于可以吃的食物，大脑就会调动味觉进行品尝，相对来说，嗅觉是通过长距离感受化学刺激的感觉，味觉则是一种近距离感觉。这也是为什么我们闻到食物的香味，会馋得"流口水"的原因。

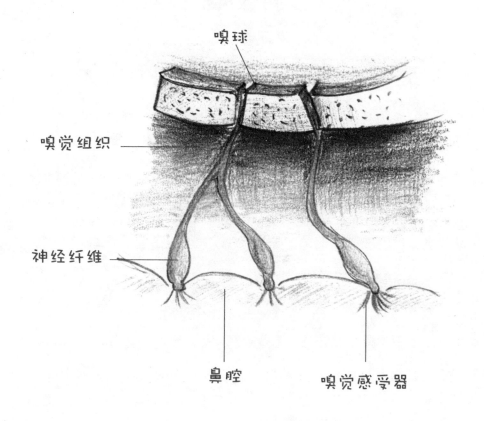

嗅球

嗅觉组织

神经纤维

鼻腔

嗅觉感受器

　　我们知道鼻子是人体最重要的嗅觉器官，也是人体最重要的呼吸器官。但是，你知道吗？除了这两种最主要的功能之外，鼻子还具有净化吸入的空气、调节身体的温度和湿度，辅助发音等功能。小小的鼻子竟然也有着这么多的用途。

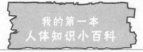

浓重的气味闻久了为什么就淡了

有时我们到充满香气的室内，或是溢满恶臭的水沟旁，一开始气味总是很浓重，但过了不久，就会觉得闻不到什么气味了，气味似乎变淡了。真的是气味自己变淡了吗？

这种闻久就没味道的现象，是大脑皮质为了自我保护产生的"罢工"动作。

人的鼻子只管呼吸和嗅觉，但是大脑的皮质却什么都管。大脑皮质里有一部分专管嗅觉的细胞，叫做嗅觉中枢。一旦香味吸进鼻子时，鼻子的嗅觉黏膜受到刺激，便把这个信息传到大脑皮质的嗅觉中枢，

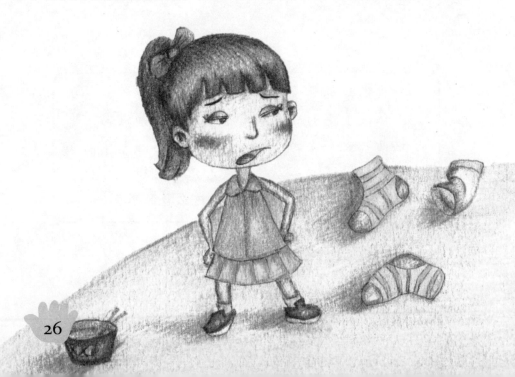

嗅觉中枢就会立刻兴奋起来，对气味进行分析研究，整个过程相当的快，香味才刚刚钻进鼻子，马上就有报告说是香的或者臭的，这全靠大脑皮质努力工作所获得的结果。

但是，如果我们还是一直闻着同样的气味，相同的过程一次次反复地进行，大脑皮质就会感觉疲劳，并且越来越失去兴趣，从兴奋的状态，逐渐转变成抑制的状态，最后直接罢工了。

怎样保护嗅觉

不要经常逛街，减少废气的吸收；

不要立即住进刚装修的好的房子里；

不要长期使用滴鼻液；

不要经常吸烟；

不要长期接触刺激性气味；

要注意鼻子内部卫生；

鼻子有疾病要及时就医。

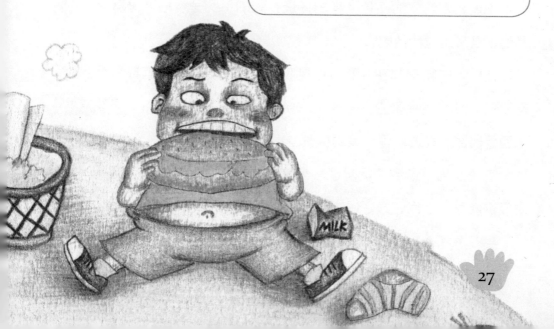

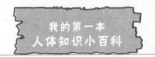

鼻子的形状与生活环境有关系吗

你注意到了吗？外国人与我们的长相有很大差异，就连小小的鼻子，也出现了很多种造型，这是为什么呢？

其实，**鼻子的形状是跟居住环境有关系的**。人类在进化过程中，为了生存，必须进行自我完善，以便于更好地适应环境。

气候越温暖，鼻孔就越大，鼻梁就越短小，如非洲黑人的鼻子既宽大又扁平，就是为了吸进大量温暖而潮湿的热带空气；而**气候越寒冷，鼻孔越窄小，鼻梁越高尖**，如北欧白人的鼻子既细又高，就是为了呼吸寒冷的空气，让冷空气有更多的时间被加温。

不过，无论生活在什么样的环境，人的鼻孔里都会长又软又细的鼻毛，这又是为什么呢？

我们无时无刻都在呼吸，可是吸进来的空气中，只有氧气是我们需要的，其他还夹杂着许多灰尘、粉末，甚至微小的细菌。如果这些东西全部跟着吸进肺里，我们就会生病。

这个时候，鼻毛就负起了一个重大的责任，它就像一张滤网，把要吸进肺里的空气，好好过滤一番，挡住一些人体不需要的垃圾。

人类能分辨出近一千种不同的味道，但要远远落后于其他哺乳动物。比如狗的鼻子就十分灵敏，经过系统训练，往往能展现出超凡的能力，成为侦查追踪能手。

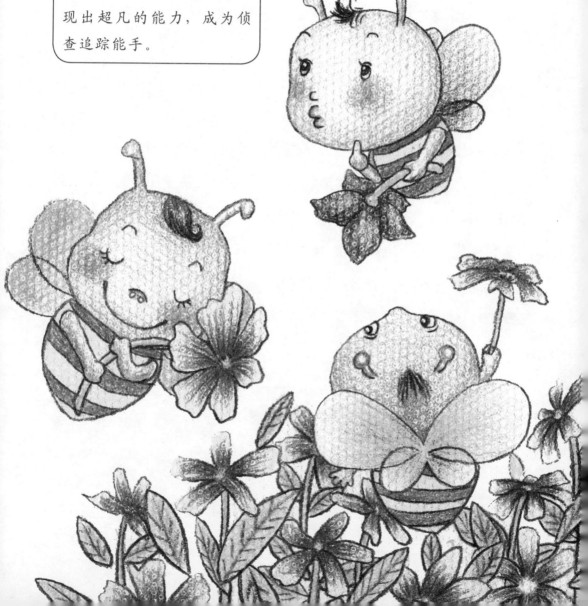

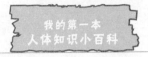
睡觉时打呼噜是生病了吗

很多人睡觉都会打呼噜，而大多数人认为这是很平常的事情，有的人认为是睡觉姿势不舒服的原因，还有人把打呼噜看成睡得香的表现。真的是这样的吗？

事实上，打呼噜会给我们的健康造成很大的威胁。打呼噜的人的气道通常比正常人狭窄，白天清醒时咽喉部肌肉收缩使气道保持开放，不发生堵塞。但夜间睡眠时神经兴奋性下降，肌肉松弛，咽部组织堵塞，就会使上气道塌陷，当气流通过狭窄部位时，产生涡流并引起振动，就出现打呼噜的情况了。

睡觉时打呼噜会使睡眠呼吸反复暂停，造成大脑、血液严重缺氧，从而诱发各种疾病，如果夜间呼吸暂停时间超过120秒，就有可能造成生命危险。

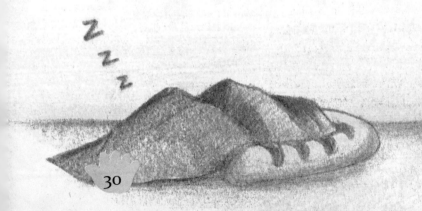

小朋友打呼大多是因为鼻咽部和扁桃体肥大或者颅面结构的发育畸形。由于气道阻塞较为明显，容易发生呼吸暂停，从而导致缺氧，影响正常的发育和学习，严重的打呼噜会引起头疼甚至痴呆。

　　所以，如果小朋友夜间打呼，并有上课注意力不集中、嗜睡、记忆力下降等现象，首先要到耳鼻咽喉科检查鼻咽及扁桃体，如果明显肥大，就要积极进行治疗了。

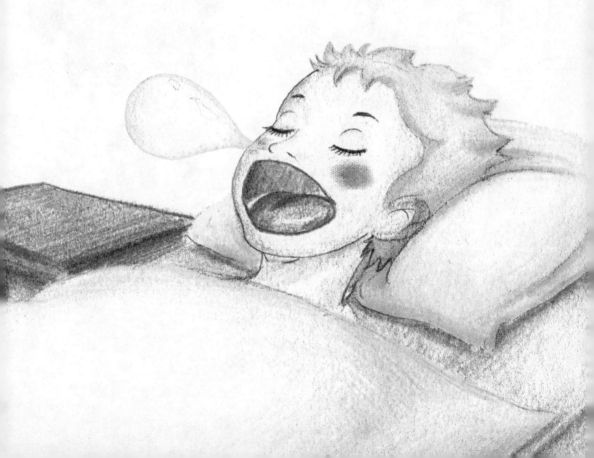

打喷嚏有什么妙处

当你想打喷嚏的时候，是不是觉得你无法控制，好像突然来了一股不可抗拒的力量似的。打完喷嚏后，接着会出现瞬间的轻快感。打喷嚏和咳嗽、流眼泪一样，是人体的自我保护功能在发挥作用。

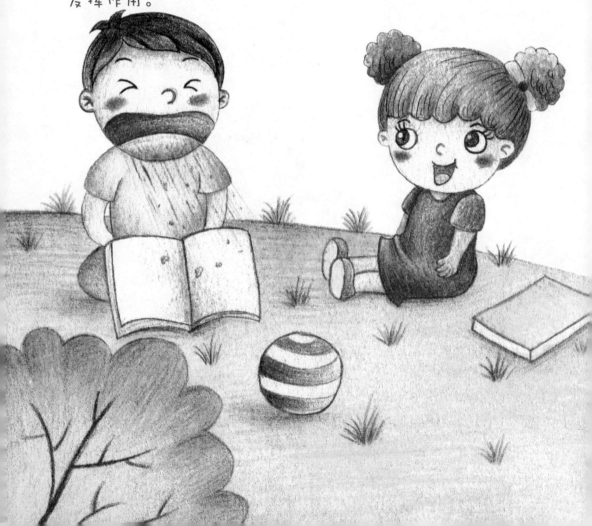

在人的鼻黏膜上有许多非常灵敏的神经细胞，等到外界的刺激性气体，如辣味或其他小颗粒进入鼻孔时，神经细胞就把这一信息迅速传导给大脑，再从大脑发出指示，使肺部猛吸一口气，然后是胸部肌肉的猛烈收缩，把气喷出去，一下子把闯进来的东西赶了出去。这就是打喷嚏。但是，不可思议的是，当我们的视神经受到强烈的光线刺激时，也会打喷嚏。

打喷嚏是从鼻子和嘴里向外喷出气体，这是一个反射行为。它的发生不是人为控制的。它是人体保护自身的一种本能。有人说打喷嚏是有人想你了，这是没有丝毫道理的。

总而言之，喷嚏的作用就是力图从体内排出气体来驱除鼻腔里的刺激物。

打喷嚏的小建议

打喷嚏前要把身体的上半身稍微向前弯一点，做好打喷嚏的准备，避免在打喷嚏时，猛然将头向前甩去，伤害到肌肉和骨骼。另外，在打喷嚏时，还应该注意适度张开嘴巴，放出气压，以免气体倒灌到鼻窦中去。

嘴唇干燥时为什么不能用舌头舔

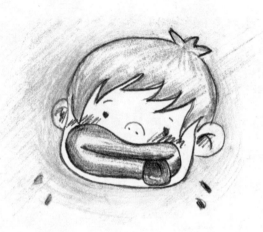

很多时候当我们觉得嘴唇干燥，就想去舔它，可是没想到越舔却越干，这是为什么呢？

我们的口腔和嘴唇表面布满黏膜。黏膜非常娇嫩，稍微一碰，就可能把它碰破；而且嘴唇是暴露在外的，水分特别容易蒸发干，所以经常需要依靠液体来湿润它，免得因干燥而脱皮、干裂。

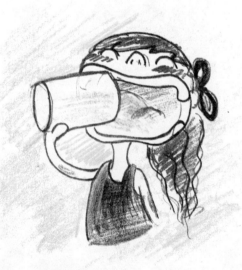

口腔会经常分泌唾液来湿润黏膜，有时会分泌出黏液，黏得跟浆糊一样；有时又会分泌出浆液，稀得跟清水一般。

但是，尽管它们不断地在分泌，有时我们还是会觉得口干舌燥。譬如长时间说话、天气热，水又喝得少、生病发烧时，都会觉得嘴干。

另外，冬天吃到瓜果等酸性食物的机会较少，口腔黏膜没有受到酸性食物的刺激，就不能分泌足够的唾液。

而且，冬天喝水也比夏天少，水分能刺激黏膜分泌浆液，水分不足时，浆液分泌自然减少。当浆液减少，嘴里只有又少又黏的黏液时，用它来舔干燥的嘴唇，自然嘴唇就愈舔愈干了。

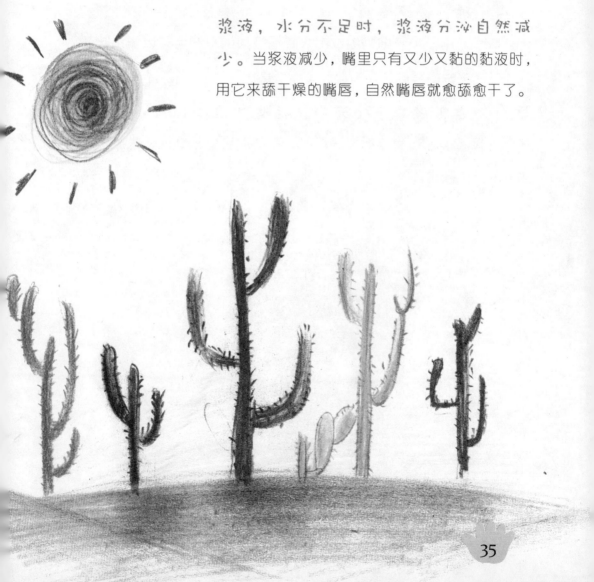

舌头为什么能尝出酸甜苦辣

你知道吗？在我们的舌头表面有许多小突起，而在这些小突起里有一种味觉感受器，我们称它为味蕾。

味蕾是由很多味细胞组成的，味细胞顶端有纤毛可以伸出味蕾小孔，从而感觉出溶解在水中的化学物质是什么味道。固体或气体物质，也要先溶解在唾液中，味蕾才能尝出味道。味细胞末端连接着神经，当味细胞兴奋时，冲动就沿着神经传入大脑的味觉中枢，产生味觉。

味孔

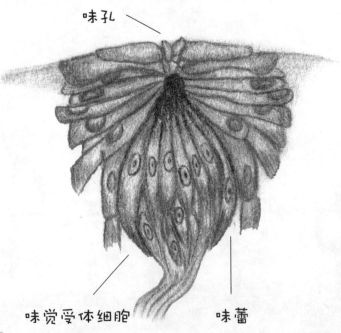

味觉受体细胞　　　味蕾

基本味觉只有酸、甜、苦、咸四种，其余都是混合味。四种不同的味细胞能够分别感受四种基本味觉，它们在舌面上的分布是不均匀的。

　　因为感受甜味的味觉细胞大多集中在舌尖，所以我们的舌尖对甜味最敏感。同样的道理，因为酸味味觉细胞大多集中在舌的两侧中部，所以舌的两侧中部对酸味最敏感，舌的两侧前部则对咸味最敏感，而对苦味最敏感的是舌根。

　　我们的味觉同其他感觉，特别是同嗅觉、皮肤感觉是紧密相联系的，例如我们的辣觉就是热觉、痛觉和基本味觉的混合。

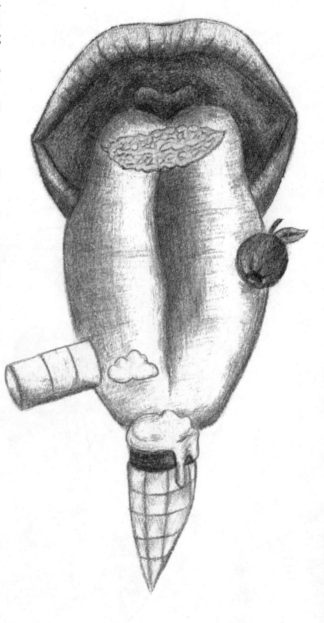

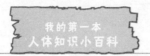

舌头上为什么会出现一层白色的东西

生活中有很多很奇妙的事情。你注意观察过自己的舌头吗？我们的舌头上都有一层白白的东西，那是什么呢？它又有什么作用呢？

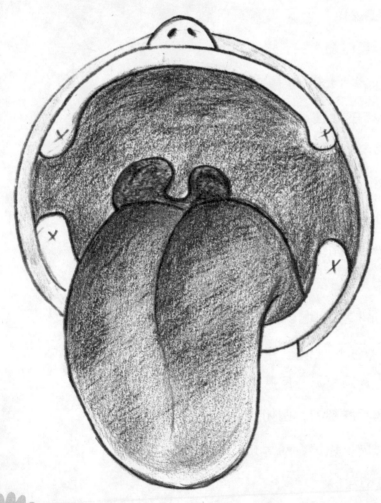

这个东西其实就是"舌苔"，每一个人都会有，只是所在的部位和厚薄会因人而异。一般来说，身体健康的人，舌苔会很薄很干净，大部分只长在舌根的地方。但如果是牙齿不好、咀嚼功能较差、唾液分泌不足，或习惯常用嘴巴呼吸的人，他的舌苔就会比较厚，并且生长的范围较广。

舌苔是由脱落的上皮细胞、黏液、白血球、食物残渣和集藏的细菌混合形成的，每个人的口腔中多少都会产生些，所以即使刮掉它，隔天还会长出来。长期滞留在舌苔上的食物残渣，容易腐败变质，从而导致口腔异味。定期刷刷舌苔，能起到清新口气的作用。

观察舌苔可以诊断疾病、推测病情，譬如得伤寒的人，舌头中央部位的舌苔会特别厚，颜色发黑，但舌尖和舌缘却没舌苔。所以，医生看病时，观察病人舌苔的变化，也是诊断病情很重要的依据。

舌苔的小秘密

舌苔薄白而过于润滑，多是寒证。

舌苔薄白而干燥，多为表热证。

舌苔白厚而干燥，可能是湿浊化热伤津。

舌苔布满白苔而且干燥，可能是瘟疫病。

舌苔白滑而粘腻，多是于体内有痰湿或湿困于脾。

舌苔白滑而腐，可能是胃里有热。

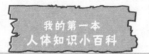

唾液有什么功用

　　唾液就是我们通常说的"口水"。唾液中大约99%都是水分，对食物起到消化作用的是唾液中含有的消化酶及少量的有机物和无机物。当食物进入我们的口中，第一个对食物进行消化分解的就是唾液。

　　唾液能够温润口腔和食物，以便于说话和吞咽；还能不断溶解、移走味蕾上的食物微粒，从而使舌头保持感受味道的能力；唾

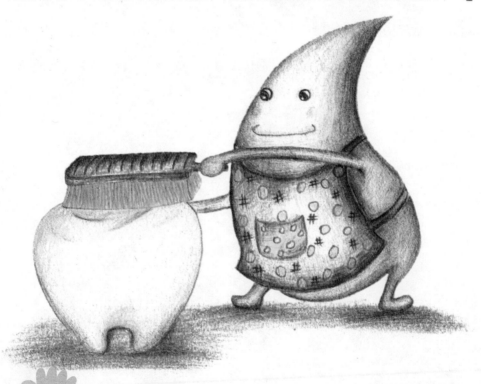

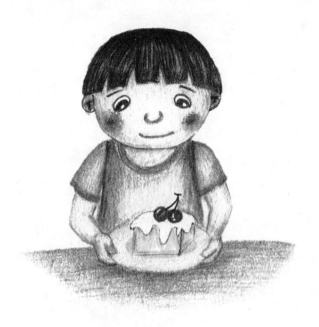

液还能够分泌杀菌酶，具有抗菌和助消化的作用。白天我们分泌的唾液量多于夜间，能够帮助我们有效地清洁口腔。

我们的身体内有一个器官叫做**唾液腺，是用来分泌唾液的。**唾液腺不仅受到大脑皮层的控制，也受到饮食、环境、年龄以及情绪等方面的影响。随着年龄增长，唾液腺的功能逐步下降，唾液量会随之减少。

我们发现，一两岁的小孩以及生病的人经常流口水，这是因为他们的吞咽功能不正常，唾液囤积在口里，咽不下去，才表现出唾液增多的假象，事实上他们的唾液分泌总量并不多。

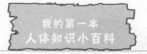

耳朵为什么会听到声音

先给你猜个谜语："东一片西一片，隔座山头看不见"（打一身体器官）。我想你肯定能猜出来——那就是我们的耳朵了。我们都知道，耳朵的作用就是听各种声音，但是，你知道耳朵是怎么听到声音的吗？

人的耳朵是由外耳、中耳和内耳构成的，外耳包括耳廓和外耳道，我们通常所说的"耳朵"，其实只是耳廓这一部分，主要用于

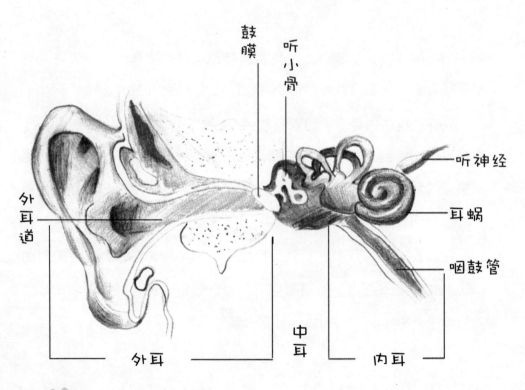

收集声音。 所以我们会发现，当听不清楚远处声音的时候，人经常会用手围在耳廓外面。外耳道是声音传递的通道，比较宽而直，我们挖耳垢的地方就是这里了。

声音以声波的形式传播，声波在空气中传播，碰到物体就会引起物体的振动。我们耳朵中的鼓膜接收声音振动，被形象地称为"探测器"。鼓膜是一个很薄而且有弹性的组织，即使很轻的声音都可以让它产生振动。

当我们听声音时，外耳的耳郭把收集到的声音通过耳道传到鼓膜，引起鼓膜的振动，这种振动信号传递给大脑，通过大脑的加工，我们就能听到各种各样的声音了。

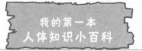

人体器官里最怕冷的是耳朵吗

　　人是恒温动物，体温维持在 36.5℃左右。如果外界气温太低，身体的热量就会散发到空气中，这时人就会感觉冷。如果温度降到 0℃以下而又没有采取保温措施，身体里的血液就不能正常流动，导致血液凝固，身体上的组织就会被冻坏。

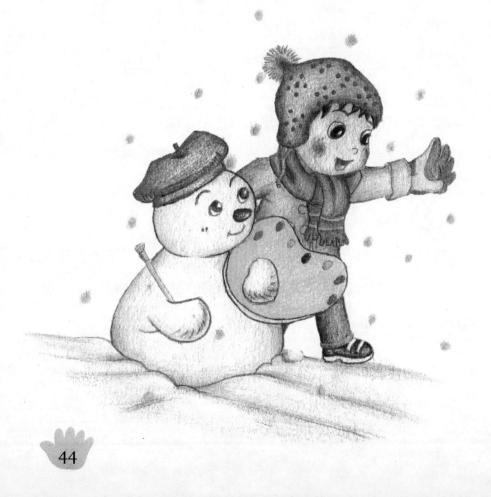

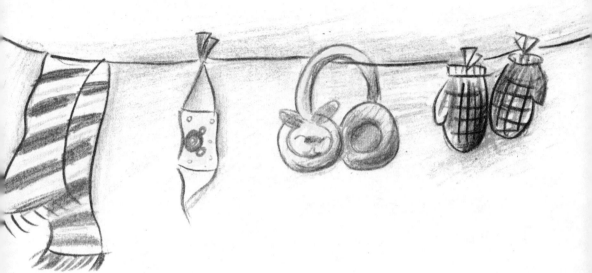

　　在人体的各个器官中，最怕冷的的确是耳朵。这是因为耳朵里分布着末梢毛细血管。人体中，血液从心脏泵出后，沿着大动脉向中动脉、小动脉直至毛细血管流动，越是到毛细血管末梢，血液越少，自然能量和热量越少。

　　再者，耳朵虽然相对于身体其他部位体积小，但相对表面积却很大，所以热量很容易挥发。打个比方，同样两个玻璃杯装满热水，其中一个用布裹上，只留个杯口，经过一段时间时，你会发现没用布裹住的玻璃杯里的水比裹了布的玻璃杯里的水要凉得快。

　　此外，身体可以穿上厚厚的棉衣，耳朵却无法罩得严实，当凛冽的寒风从耳边呼呼掠过，会将耳朵的热量带走，耳朵自然会感到冷了。

　　基于以上三个原因，冬天里耳朵最怕冷，也最容易长冻疮。

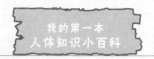

耵聍是怎么产生的呢

　　耵聍是耳屎的学名，是外耳道——也就是耳朵眼里的分泌物，一般是像蜡一样的淡黄色碎屑，也有油性的或比较坚硬、大块的。

　　耳屎最主要的功能就是**防止异物侵犯鼓膜**，比如灰尘、虫子等。当耳屎过多的时候，我们的听觉就会受到影响。那么，耳屎是怎样产生的呢？

　　原来，耳道有一段皮肤和身体别处的皮肤不一样，这里有一种变形的汗腺叫耵聍腺，还有一种专门分泌油脂的皮脂腺。耵聍腺不时地向外排出分泌物。起初，这些分泌物外形有点像融化的蜡，它们和皮脂腺所排出的油脂混合在一起，形成很薄的一层附着在皮肤的表面，就是原始的耳屎。

　　这些原始的耳屎与耳道内的尘埃、脱落的皮肤碎屑粘在一起，干燥后就成为一小块一小块淡黄色疏松的薄片状耵聍，堆集在耳道里，这就是为什么我们耳朵里总是有耳屎的原因了。

　　但是，耳屎并不都是一样的，而是分成"干的"和"湿的"两种，东亚人的耳屎绝大部分都是干的，非洲、欧洲和北美有97%的人耳屎是湿的，南亚人则干湿各半，而美洲土著人则和东亚人一样，估计他们是从东亚跨越白令海峡移民到美洲去的。

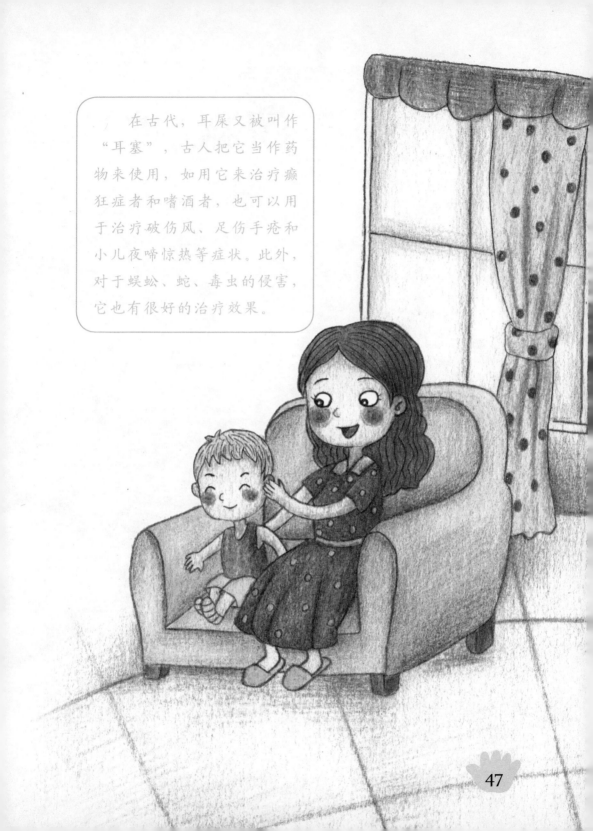

在古代，耳屎又被叫作"耳塞"，古人把它当作药物来使用，如用它来治疗癫狂症者和嗜酒者，也可以用于治疗破伤风、足伤手疮和小儿夜啼惊热等症状。此外，对于蜈蚣、蛇、毒虫的侵害，它也有很好的治疗效果。

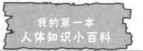
总是挖耳朵好不好

耳屎会刺激我们外耳的神经细胞，让我们感觉很痒，总是忍不住想要挖耳，所以常有人会拿起发夹、竹签、棉棒或其他挖耳器，来掏自己耳朵里的耳屎，这种做法合适吗？

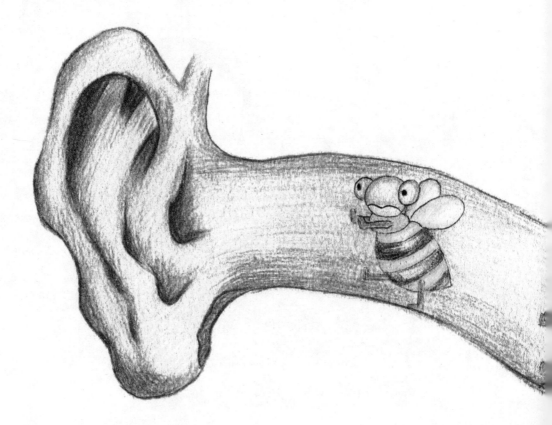

事实上，耳屎是不应该全部被清除干净的，因为**耳屎是由人体分泌出来用来保护耳朵的物质。**它的味道非常苦涩，并且也很油腻，如果有小虫钻进耳朵里，尝到耳屎的苦味，就会觉得不适合久待，然后离开。要是灰尘飞进耳朵里，油脂就会将它黏住，所以耳屎是保护耳朵不受伤害的一道重要防线。

喜欢把耳屎掏得干干净净的人，就好像打开了门，放小虫和灰尘进入一样。而且，如果挖耳的工具并不干净，就可能使外耳道染上细菌，导致耳道发炎生病，所以千万不能随便挖耳朵。

好玩的是，当我们把耳朵靠近海螺仔细聆听时，有人说，我们听到的是大海的声音。实际上，**我们听到的不是大海的声音，也不是海螺发出的声音，而是自己耳部血液流动的回声。**

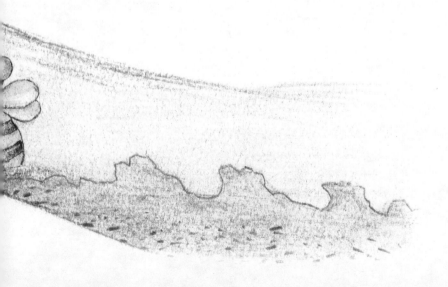

49

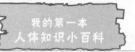

晕车、晕船是生病了吗

有些人只要乘船远行或坐车爬行山路时，就会出现晕船、晕车的现象。他们会头晕目眩、直冒冷汗、面色苍白，甚至呕吐。可是，只要等他们离开船或车后，症状通常就会慢慢减轻了。那么，晕船、晕车，是因为他们生病了吗？

其实严格来说，这种现象并不算是疾病的一种。晕船、晕车只是有些人不能适应过度的摇晃，这也只是因为他们可能有着一个过度敏感的平衡感受器而已。

人的平衡感受器位于耳朵的内耳里，内耳包括三半规管和前庭神经。当身体移动时，便有信息沿着前庭神经传到大脑，再从后脑传到头颈及四肢，以调整平衡，让人能灵巧地从事任何活动。

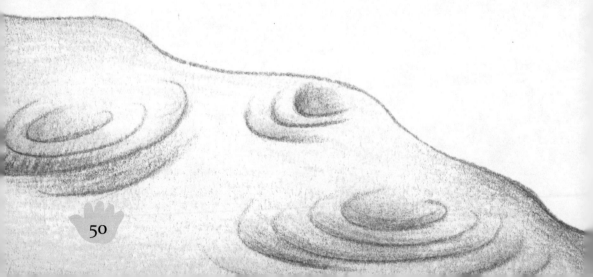

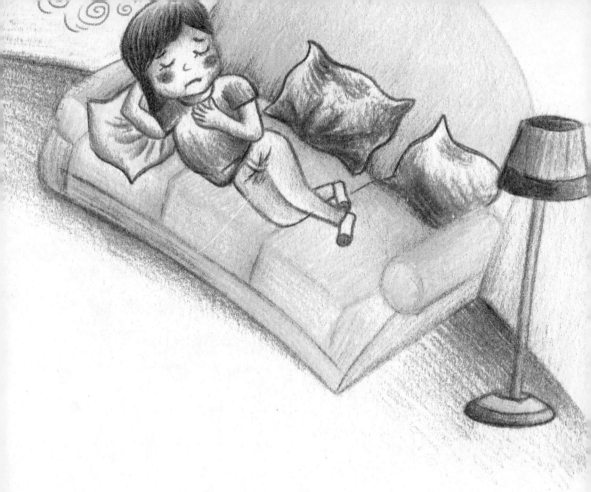

　　但是，有些人的平衡感受器特别敏感，神经系统反应也较剧烈，一旦遇到过度摇晃或其他刺激，便会使交感神经及副交感神经兴奋，出现晕眩的症状。

　　这就可以解释为什么有些人会晕船、晕车了。

耳鸣是怎么回事

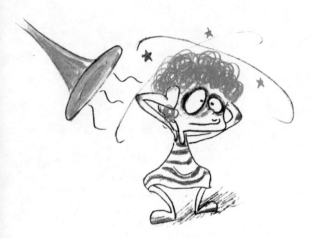

耳朵是我们的听觉器官，一旦有杂音产生，我们在听声音的时候就会受到干扰。一般正常人的耳朵里是完全安静的，不会有其他的杂音。但是，有时候，有些人的耳朵里会出现一些杂音，听起来有的像蝉鸣，有的像汽笛声。通常这个现象只会短暂出现，并不会持续太久。

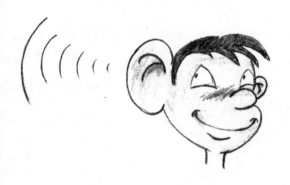

这些出现杂音的症状，就叫做"耳鸣"。耳鸣发生的原因非常复杂，但通常在人体虚弱时才会引起。除了全身性的体弱以外，耳鸣还可能代表着耳部疾病。

人的耳朵是由外耳、中耳和内耳构成的。我们的内耳和听觉神经是感受听觉的，一旦受到刺激，它们都会将其转化为声音的形态，耳鸣就是这样发生的。耳鸣的产生可能是神经发炎、神经被肿瘤压迫、内耳的炎症、水肿、缺氧或缺血等情况造成的。另外，中耳附近血管受压、头颈部肌肉不正常收缩也可能造成耳鸣。

为此，我们在日常生活中，要注意身体健康，保护自己的耳朵，不做伤害它的事情，就减少了发生耳鸣的原因。

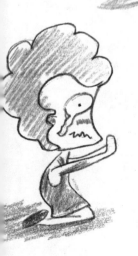

前天耳朵里有只"蝉"，今天又进去一艘"邮轮"。

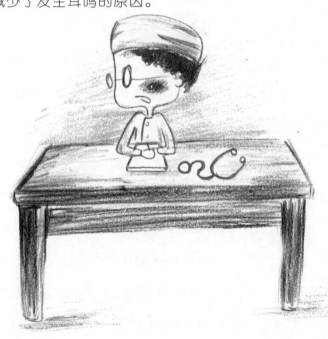

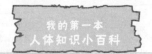

瞌睡的时候为什么会打哈欠

当我们觉得疲倦或想睡觉时，会不自觉地打起哈欠，这是什么原因呢？

人在忙碌的工作、激烈的运动，或是长时间的学习过后，身体消耗了大量的能量，体内也产生了许多的二氧化碳。

我们都知道，呼吸会吸进氧气，用以置换体内的二氧化碳。当我们身体的二氧化碳过多时，一定要再增加氧气来平衡体内所需，可是，我们的肺容量是有限的，尽管每一次呼吸都带入了氧气，仍然不能把我们体内的二氧化碳置换干净，总还是会有残留。

时间久了，这些残留的二氧化碳便开始影响身体的功能活动，让我们有一种接近窒息的感觉，此时身体就会发出保护性的反应，于是就打起哈欠来了。

打哈欠是一种特殊的深呼吸动作，它是由内部功能反射作用而产生的。当我们打哈欠时，用力一吸，肺部就会大大扩张到超过平常时的容量，来引进大量的氧气；接着再深深呼气，肺部又会尽量地收缩起来，以把大量的二氧化碳排放出去，这就是打哈欠的作用了。

我们为什么打哈欠

一是降温，美国科学家的解释是打哈欠是在给大脑降温，从而可以保持大脑的健康和清醒。

二是缺氧，当我们所处的环境氧气不足时，我们就会打哈欠。

三是厌倦，当我们对于所听或所做的事情不感兴趣时，也会出现打哈欠的情况。

四是遗传，有些人认为打哈欠是祖先留下的生活习性。

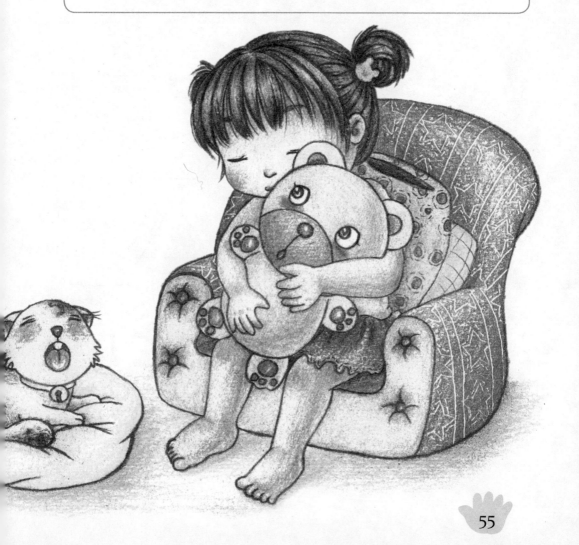

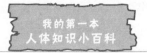
心脏到底是什么样子

英国著名医学家哈维有这样一个比喻：**太阳是世界的心脏，心脏则是人体的太阳。** 心脏就像一台永动机，像一只燃烧着的炉子，燃起我们生命之火，让我们生机勃勃地生活在这个世界上。

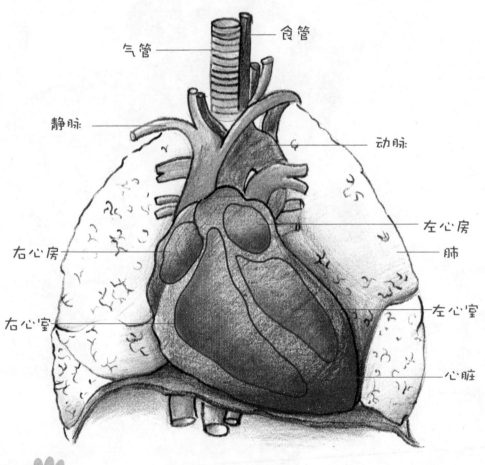

气管　食管　静脉　动脉　右心房　左心房　肺　右心室　左心室　心脏

每一个人只要将手放在胸口，就可以感觉到心脏的跳动。然而，心脏到底是什么样子呢？如果不是心脏外科医生，普通人很少有机会看到它的模样。

保护心脏的小建议

一是适当锻炼身体，建议每天锻炼半个小时。

二是不要吸烟，成人适量喝酒。

三是少吃含脂肪和油脂多的食物。

四是食用适量的坚果果仁，如杏仁，可以防止心律紊乱，养护心肌。

五是成人一天保持七个小时左右的睡眠。

其实，它的外形和肉店出售的猪心差不多，形状像个倒放的桃子；或者说，当你用右手握笔写字时，手背就相当于心的底部，手指前面就相当于心的尖部。要是你握起拳头，那么，心脏基本上就像你拳头那么大，重250克～540克。

心脏位于胸腔偏左侧，分为左心房、左心室、右心房、右心室四个腔。心底较宽，很多大血管从这里出发，一直向右后上方延伸，与食管等器官相邻。

心脏需要休息吗

如果你读书、做作业的时间长了就会觉得很累,想要好好休息一下。那你有没有想过,为什么心脏能够从早跳到晚,天天如此呢?

心脏如果想闹罢工,身体就得从此"安息"了。心脏既然这么重要,我们奇妙的身体当然不会让它累坏了。其实心脏不是没有休息,只是它休息的方式很巧妙,不容易让人察觉出来罢了。

心脏跳动是由于心肌有规律地一收一放,收放之间就是心脏抢时间休息的空当;更具体地说,心脏收缩

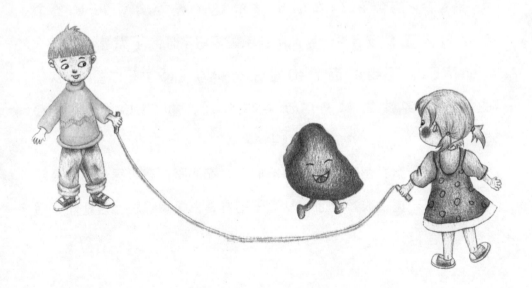

58

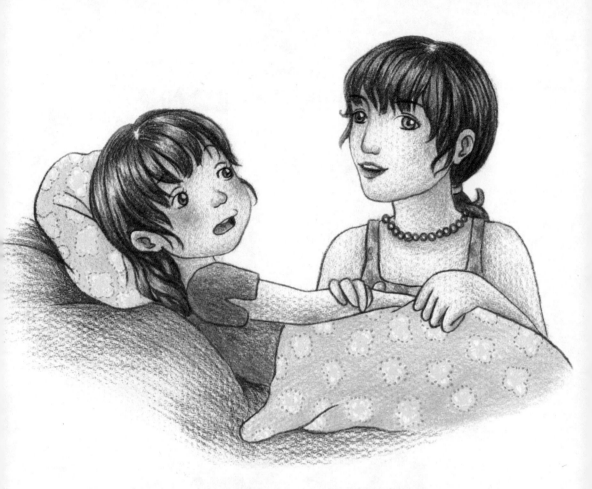

　　一次之后，到下一次的收缩开始，这中间是休息的。以成年人平均每分钟心跳 70 次来计算，心脏大约是以跳动 0.4 秒、休息 0.4 秒这样的频率，规律地跳动。

　　更重要的是，心肌是自动自发活动的肌肉，完全不听大脑的指挥，不论大脑要它加快或减慢，它都不会理睬的。

为什么有的时候心跳会加速

当我们在情绪激动或者运动时，会发现心脏跳动的比平常要快很多，这是什么原因呢？

我们的心脏就好像一个打气筒，不停挤压着，通过血液把养料载运到身体的各个器官。

而当我们休息时，身体各处需要的养分减少，所以心脏输出的血量，便也跟着减少，这时，心脏跳动就会变慢，收缩变轻，心脏

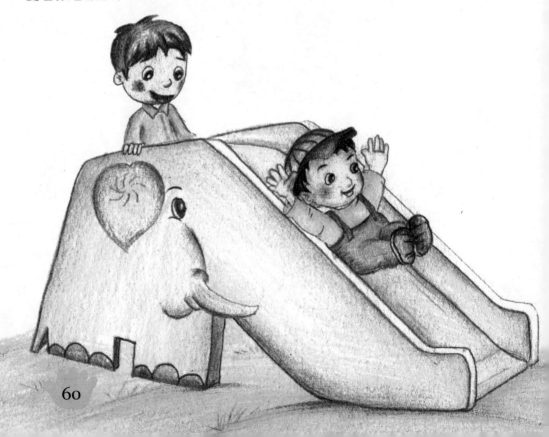

也好趁机休息一下。

　　等到我们的情绪激动或者需要运动时，身体各处需要的养分增加，心脏输出的血量也要跟着增加，心脏就要开始忙碌了。尽管这时我们只是做一个轻微的动作，如每秒抬腿一次，心脏输出血量也得成倍数增加，更别说是跑步、游泳等激烈运动了。

　　在情绪激动或者运动时，需要心脏输送大量血液，这时候，储存在肝脏、脾脏和皮肤里的血液，便会出来帮忙运送养料和搬运废料。经过心脏加快心率、增强收缩力后，身体就开始顺利运作了，我们也因此感觉到心跳加快啦。

　　　　　正常的心率范围
　　3岁以下的小孩正常心率是每分钟100次以上。

　　健康成人心率是60～100次/分，女性的可能会快点，而老人的则偏慢点。

　　如果一个人每分钟的心跳都在160次以上或者低于40次，这个人就有可能是得了心脏病，建议快点去医院检查。

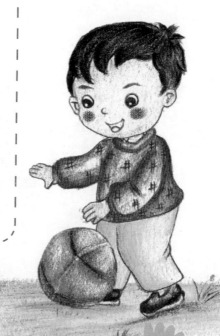

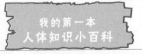
我们的血管是如何分工合作的

血管是指血液流过的一系列管道，分布在我们身体的各个地方，就像城市里密密麻麻的自来水管，纵横交错，无处不在。然而，每条血管的工作任务都一样吗？它们有什么区别呢？

人体除角膜、毛发、指甲、牙质和上皮等处外，血管遍布全身，形成一个血液循环系统。**血液循环系统由心脏和血管组成**，心脏是推动血液流动的动力器官，通过血液把养料载运到身体的各个器官，就好比汽车的发动机；血管是血液流动的管道，就好比汽车的油路。

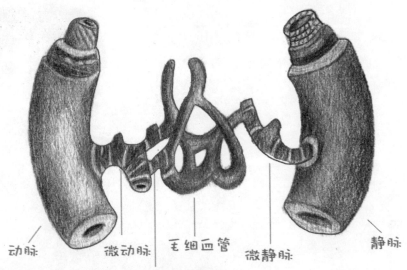

动脉　　　微动脉　　　毛细血管　　　微静脉　　　静脉

毛细血管前括约肌

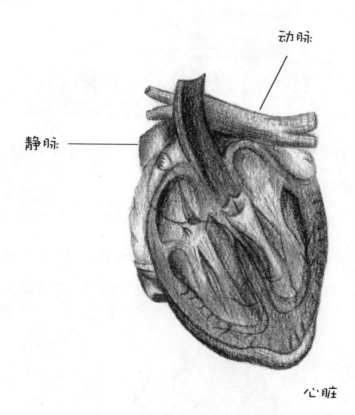

动脉

静脉

心脏

　　但是，血管的结构不同，其功能也不一样。血管分为动脉、静脉和毛细血管三大类。

　　动脉和静脉与心脏相连接，把全身构成一套封闭式的管道，血液通过它们流通全身。毛细血管则主要负责血液与机体组织之间进行物质交换，就好像一个贸易市场，血液和机体组织都能在这里得到需要的东西。

　　可见，血管各有各的任务，分工合作，维持着身体各个器官的运行，使我们得以活在这个世界上。

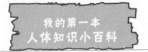
生气为什么会导致血压升高

　　我们经常听到别人说："别生气了，你有高血压，气坏了身体可不好。"那么，生气为什么会使血压升高呢？

　　我们的身体内肾脏的上脊有一个叫肾上腺的东西，它的分泌物称为肾上腺激素。肾上腺激素的作用是收缩血管，加快心律，舒张支气管，并使肌肉收缩。在生命机体的最初设计中，为了

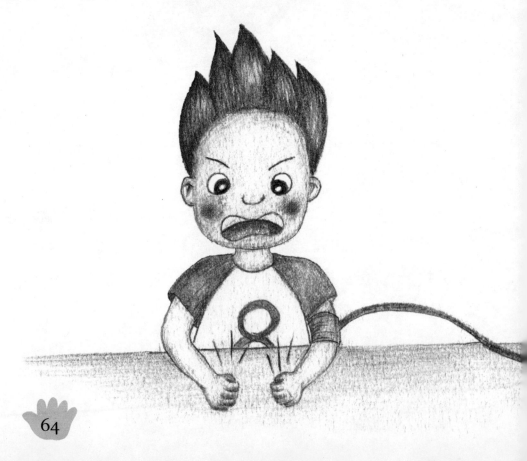

应对可能出现的搏斗和奔跑，大量的肾上腺激素产生了，它能够为此提供充足的氧气储备和心力准备。但是人在生气的时候，机体也会做出与搏斗和奔跑一样的反应。

人生气10分钟耗费掉的精力不亚于一次3000米的长跑。这时候，由于心脏输出量的增多和阻力的加大，产生的肾上腺激素比在任何时候都要复杂，还具有毒性，最直接的反应就是促使我们血压升高。

当然，当我们的情绪慢慢缓和下来，来自大脑皮质的神经冲动就会减少，肾上腺系统的活动就会减弱，血压也就会慢慢降下来了。

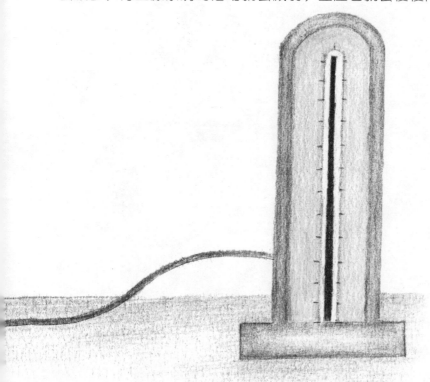

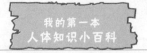
人类都有哪些血型

我们在献血或检查身体的时候，都要采集血样，并且验出血液的类型，那到底什么是血型呢？

我们通常所说的 A、B、AB、O 血型，就是指血液中红细胞携带的不同的抗原物质。在红细胞上含有 A 抗原的，我们称为 A 型；含有 B 抗原的，我们又称为 B 型；如果同时含有 A 和

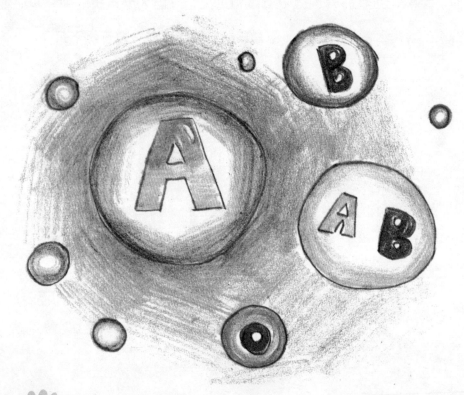

B 两种抗原的，那么我们称为 AB 型；要是既不含 A 抗原又不含 B 抗原的，那就称为 O 型。

血型是由父母的遗传基因决定的，所以早在我们出生前就决定了。我们遗传了大量的基因，一半来自母亲，另一半来自父亲，结合起来就决定了自己的血型。

早在很久以前，就已经有人认识到血液对于生命的重要性，但是却不知道人类的血液还存在类别之分。其实，血型是人类血液类别的一种标志。人与人之间的血型并不完全相同，而不同血型的血是不相融的，所以当我们在献血或者需要别人为我们输血的时候，都要确切知道自己的血型是什么。

输血的时候为什么要查血型

我们知道，在输血时要比对血型，如果血型不合就不能输血，否则会引起血液的凝集反应，红细胞会变形，并像叠罗汉一样堆在一起，严重时，甚至会危及我们的生命。

在我们的血浆中有"凝集素"，分成 α 和 β 两种；在红细胞里有"凝集原"，分成 A 和 B 两种。它们都是具黏合作用的物质，不过 A 和 α、B 则和 β 是冤家，绝对不能碰在一起，否则就会出现凝集反应。

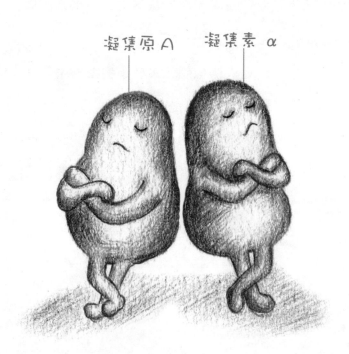

凝集原 A　　凝集素 α

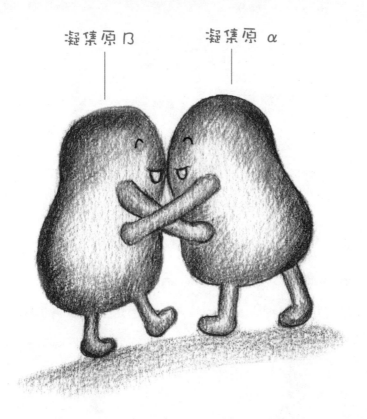

凝集原β 凝集原α

　　不过,在输血给患者时,凝集素会被患者体内原本的血浆稀释破坏,倒也不会作怪。但红细胞中的凝集原却会到处乱跑,碰到冤家就会起凝集反应。

　　A 型血的患者,血中含有凝集原 A 和凝集素 β,因此不能接受 B 型血液的输送。同样道理,B 型血中含凝集原 B 和凝集素 α,一旦跟 A 型血混合,就会起凝集反应。

　　而 O 型血因不含任何凝集原,只有 α 和 β 的凝集素,所以可以输血给任何人。AB 型血则含 A 和 B 两种凝集原,不含凝集素,故可接受任何人的血液。

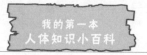

人类如果没有血液会怎样

我们看过的影视剧上有很多这样的情况，有人受了重伤，流了很多血，最终因为失血过多而死。人不能没有血液，因为少了它，我们就会死掉。血液到底有什么作用，为什么我们不能没有它呢？

我们的身体需要各种营养物质，**血液就像发动机的"传送带"**，能将各种营养物质，由肺及消化道运送到全身各个组织细胞，

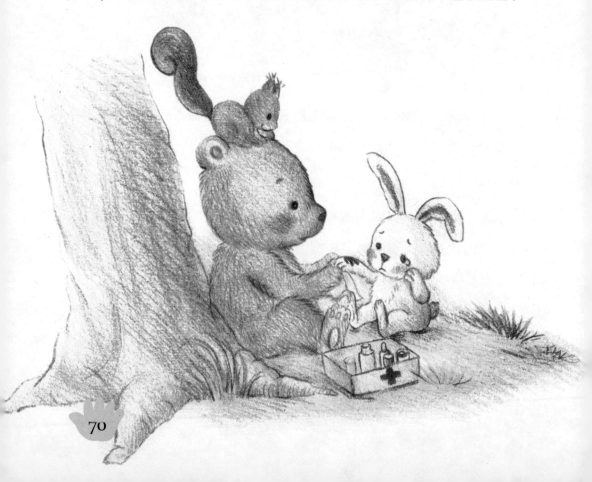

再将各个组织中的代谢产物运送到肺、肾等器官，并且排出体外，以保持新陈代谢的正常进行，维持身体的健康。

血液的含水量和各种矿物质的量都是恒定不变的，它的缓冲系统可以维持身体的酸碱和体液平衡，血浆中的水分则可以帮助我们调节体温。

血液还是身体的医生。在中枢神经系统向外发出指令的时候，有一部分兴奋神经通过血液对身体进行调节，并对身体进行防御和保护，比如血浆中的淋巴细胞，就具有免疫功能，能够有效阻止病菌对身体的侵犯，并随时可以对病菌进行吞噬分解。

铁

锌

铜

维生素

蛋白质

钙

人可以倒立吃东西吗

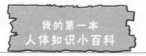

　　我们在吃东西的时候，基本上都是站着吃或坐着吃，有时候也会因为身体不舒服而躺着吃。但是有没有人想过，如果倒立的话，能不能吃下东西呢？

　　首先我们要知道，食物是从嘴里进入食管，再进入肚子里的。食管是一条由肌肉组成的通道，连接咽喉到胃，它的主

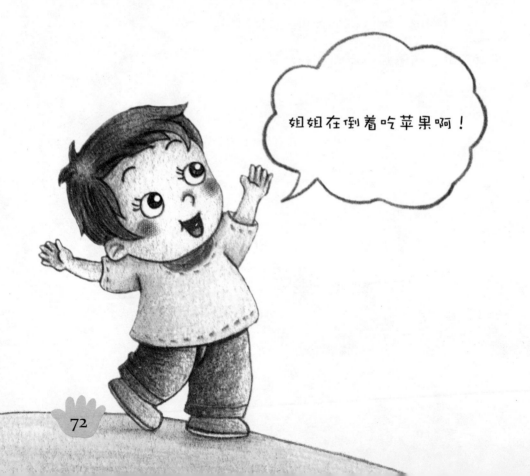

姐姐在倒着吃苹果啊！

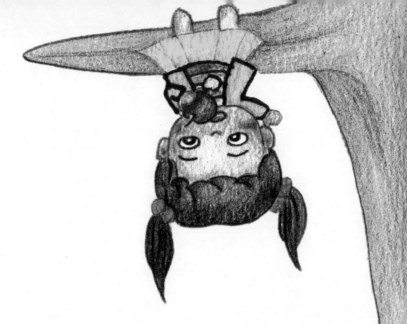

要功能就是将食物从咽喉运送到胃中。当食物进入咽喉时会触动吞咽的反射动作，这个吞咽反射动作主要是将食物推入胃中。

当人吃进食物的时候，食管口就会变大，目的是使食物能够顺利进入，然后通过食管进入到起一定消化作用的胃里。当食物被咽下，食管就开始一种振动运动，在不断收缩和扩张的作用下，食管也会忽而变大，忽而变小，把食物一点一点地挤进胃里。

就因为这样，即使你倒立着，食管的这种振动运动也可以保证把你吃进的食物安全地送到胃里，只不过会有点不舒服罢了。

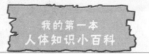
肚子为什么会咕噜咕噜地叫

　　快到吃饭时间了，你有没有感觉到肚子有点饿了呢？你听到有人的肚子在"咕噜……咕噜"地直叫吗，这是什么原因呢？

　　胃会分泌一种胃液，主要是用来分解胃里的食物的。当我们吃进的食物快消化完时，胃液仍会继续分泌，但由于胃已经是空的了，所以这时候胃的收缩便会逐渐扩大、延长。**这种信息传入神经并送进大脑**，大脑就会告诉我们，我们饿了，这就是饥饿感，可以称

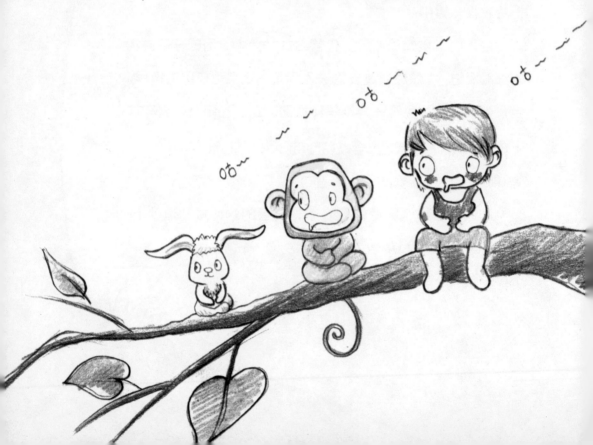

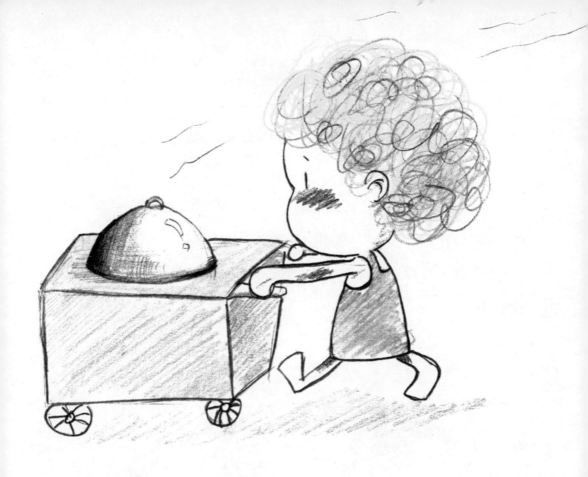

作"饥饿收缩"。

当饥饿收缩发生时，胃中的液体和气体就会不停翻搅，就会发出"咕噜……咕噜"的声音了。

但是，如果饥饿时间过长，再吃东西的时候就会没有胃口了，这是为什么呢？原来，饥饿收缩只能持续半小时左右，之后就会平静下来，随着收缩停止，饥饿的感觉也就慢慢消失了。还有，饥饿收缩也能够带动胃壁肌紧张度升高，食欲也会跟着升高，所以一旦饥饿收缩消失后，胃壁肌紧张度趋缓，食欲也就跟着降低了。

呕吐的原因是什么

我们都见过或者经历过呕吐的状况，不仅场面"壮观"，而且味道也很"特殊"。可是，人为什么会呕吐呢？

呕吐是一种特殊的行为反射，大多数时候，它是不受我们的意识控制的。

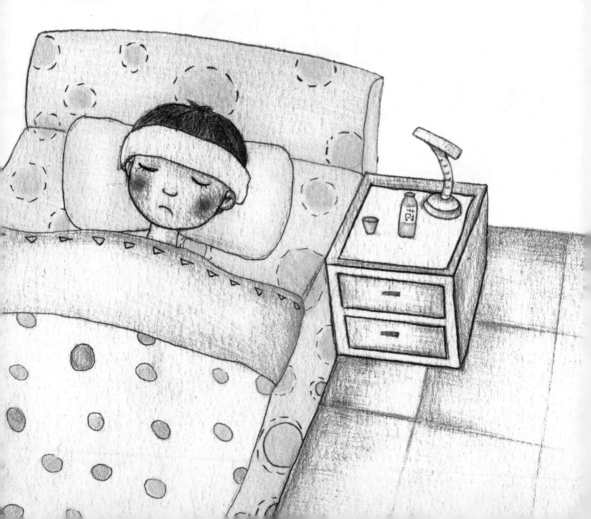

很多人都知道，胃不舒服的时候，会觉得很恶心，有一种想要吐的感觉，但是吐过之后，就会舒服很多。呕吐可以将胃里的有害物质吐出来，是身体的一种防御反射，有一定的保护作用。

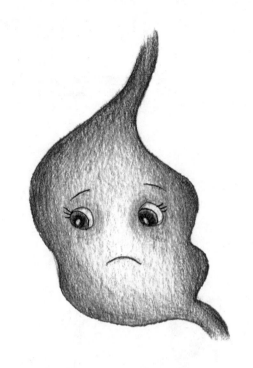

人在发烧和患一些胃肠疾病时，身体的消化系统会受到一定的损害，胃肠的蠕动和吸收功能都会下降，在这种情况下，食物如果继续待在胃里面，将会对身体产生很大的危害，而大脑是一个聪明的指挥官，它会在适当的时候，命令胃肠把东西吐出来，以缓解身体的压力。

但大多数情况下，呕吐并不是件好事，而且频繁剧烈的呕吐可能会引起脱水、电解质紊乱等并发症，如果情况严重，还要及时看医生。

在乘车或乘船的时候，有时候大脑受不了那种颠簸、震荡，便会产生错误的信息，从而导致呕吐。这种大脑"短路"的状态，我们就称为晕车或晕船。

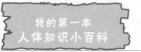

食物多长时间后会变成粪便

从口腔到肛门，食物要经过一整条消化道的消化与吸收过程。由嘴巴吃进去的食物，被胃肠消化吸收了营养之后，形成残渣并由肛门排出，是一个很复杂的过程，那么，完成这个过程究竟需要多长时间呢？

食物的消化过程并不是由某一个器官单独完成的，而是胃、小肠、大肠等分工合作，共同完成的。

消化道中最长的器官是小肠，身体对食物最重要的消化与养分吸收都是在这里进行的。一般情况下，食物通过小肠的时间为 4 小时 ~ 5 小时。但根据食物种类的不同，这个时

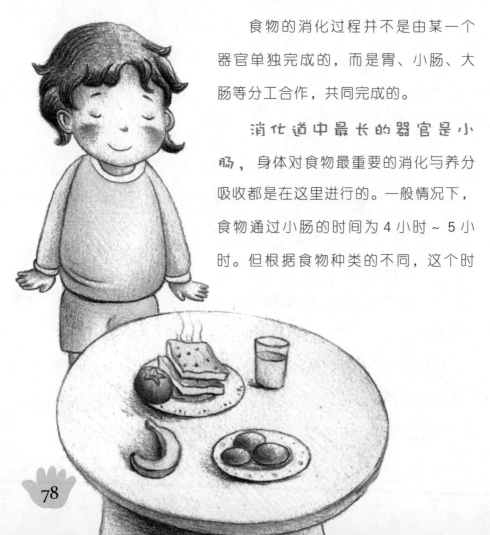

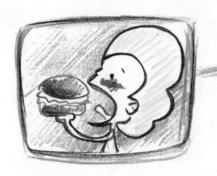

间也会发生变化，有些食物比较难消化，就可能需要 15 小时之多。

　　在小肠消化吸收后，食物的残渣和水分就会被送往大肠。大肠吸收水分后形成粪便，送往肛门，整个过程需要 12 小时～ 15 小时。然后粪便就会经由肛门排出，完成整个消化过程。

　　综合以上几个步骤，我们吃下的食物大约需要一整天的时间进行消化、吸收最后形成粪便排出体外。

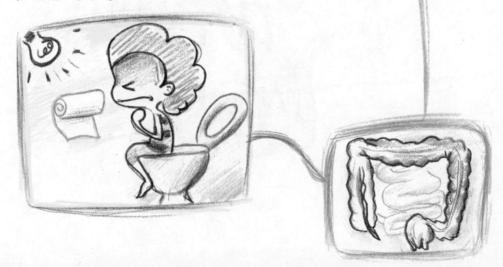

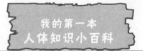
小肠与大肠的功能一样吗

你了解食物是怎么被人体吸收的吗？食物被消化有两个很重要的器官在起作用，即小肠和大肠。那么，它们是怎么工作的呢？

人的小肠有 5 米～ 6 米长，有很多褶皱，并且拥有多达 3000 万

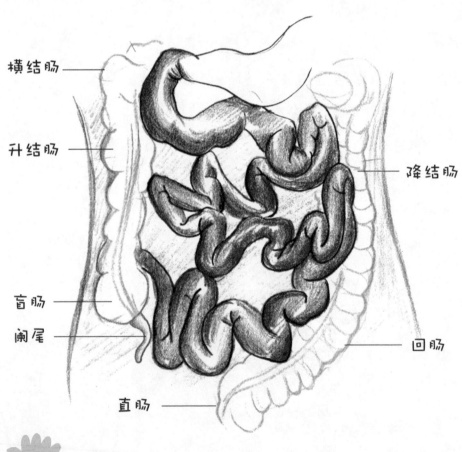

横结肠

升结肠

降结肠

盲肠

阑尾

回肠

直肠

根绒毛，这种独特的结构可以使它的吸收面积增大600倍，达到200平方米左右，也就是一个网球场那么大。小肠有三种功能，即**消化、吸收、分泌和运动功能，其中以吸收和分泌功能为主。**

小肠主要吸收葡萄糖、氨基酸、甘油、脂肪酸及大部分水、无机盐和维生素。小肠内有两种腺体：十二指肠腺和肠腺。十二指肠腺分泌碱性液体，内含黏蛋白，主要机能是保护十二指肠的上皮不被胃酸侵蚀。肠腺的分泌液构成了小肠液的主要成分，小肠液是一种弱碱性液体，酸碱度约为7.5，大量的小肠液可以稀释消化产物，使其渗透压下降，从而有利于身体吸收营养。小肠液中含有多种酶，这些酶可以将各种营养成分进一步分解为最终可吸收的物质。

大肠处在消化管的末段，包括盲肠、结肠和直肠。人类的大肠内没有重要的消化活动，大肠的主要功能是**吸收水分和盐类，以及暂时贮存经消化吸收后剩下的食物残渣。**

挑食会带来什么不好的影响

你挑食吗？妈妈肯定告诉过你，挑食是个坏习惯。如果不及时纠正，养成任性的坏习惯，不仅摄取不了充足的营养，严重的话还会影响我们的身体发育。

小朋友挑食、偏食，是非常不好的习惯，对身体的生长发育极为不利。挑食、偏食容易造成维生素缺乏，一旦缺乏任何一种维生素，就会造成身体某种机能的不足，影响健康。

挑食或偏食还会导致某些营养素的摄入不足或过量，当身体需要的营养成分比例失去平衡时，我们的身体就会变得虚弱，抵抗力也会变差。这时，面对外界环境的侵害时，我们的防御能力就会变差，容易生病或是过度肥胖，这些都严重影响我们的生长发育。

因此我们应该养成良好的饮食习惯，不挑食、不偏食。

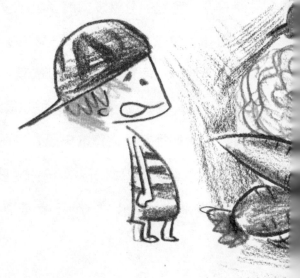

要想做到不挑食，不偏食，除了按照爸爸妈妈的要求吃饭以外，自己还要多锻炼身体，增加食欲，促进消化。

为了使我们的个子更高、体魄更壮，皮肤更嫩、更白，我们一定要克服挑食和偏食的不良习惯，做到多餐多样哦。

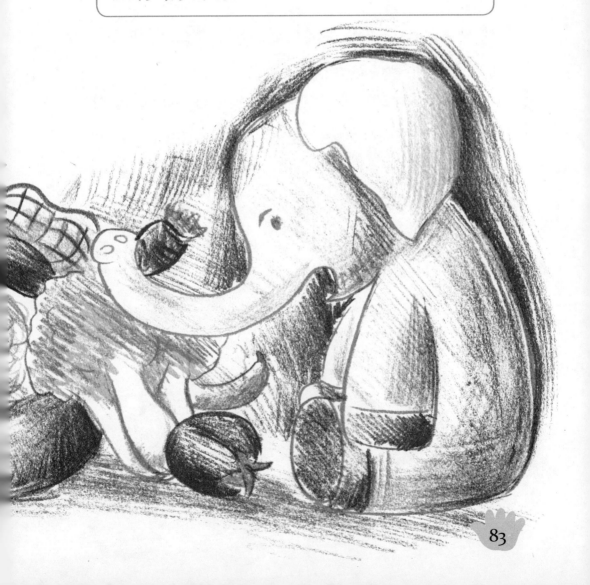

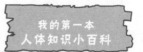
人体为什么需要维生素

维生素是维持人体生命活动必需的一类有机物质，也是保持人体健康的重要活性物质。

维生素是个庞大的家族，目前所知的维生素就有几十种，大致可分为**脂溶性和水溶性两大类**。

维生素均以维生素原的形式存在于食物中；维生素不是构成机体组织和细胞的组成成分，也不会产生能量，它的作用主要是**参与机体代谢的调节**；大多数的维生素，机体不能合成或合成量不足，不能满足身体的需要，必须经常通过食物获得。

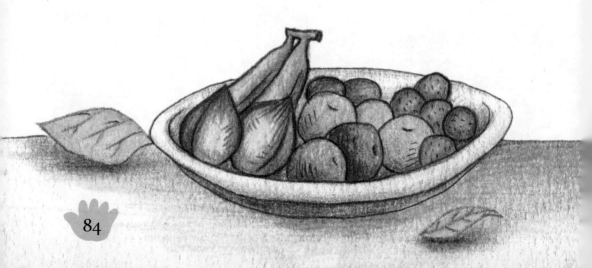

维生素在体内的含量很少，**在人体生长、代谢、发育过程中却发挥着重要的作用。** 人体对维生素的需要量很小，日需要量常以毫克或微克计算，但一旦缺乏就会引发相应的维生素缺乏症，对人体健康造成损害。

日常生活中常见的水果蔬菜里面都含有丰富的维生素，所以，为了我们的身体健康，保证维生素的正常供应，我们要养成爱吃水果蔬菜的好习惯。

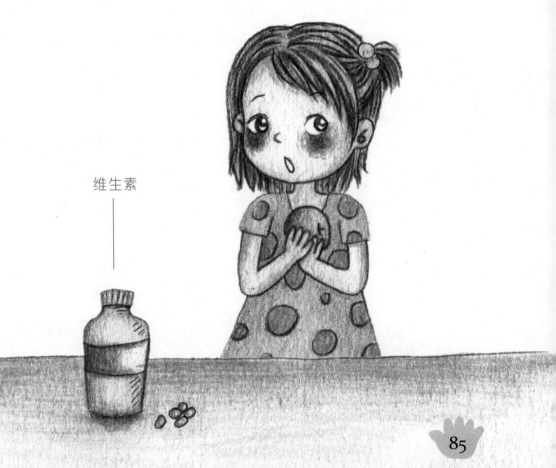

维生素

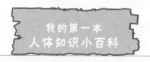
如何通过粪便判断人的健康状况

有的国家，孩子们从小就要学习观察自己的粪便。老师会告诉他们，什么样的粪便代表身体是健康的，什么样的粪便表示身体生病了。

讲到粪便，可能有人会说这不就是不被身体吸收的废物吗？其实，粪便中的学问多着呢。尤其是小朋友的粪便，通过观察，可以了解小朋友的一般肠胃消化吸收情况和食物的成分种类。

不同膳食成分下的粪便是不同的：粪便是土黄色的，大而成形，而且会浮在水面上，这证明你的植物纤维素吃得够多，肉类食物吃得不多，粪便才会浮；如果是深咖啡色，沉于水中，那是肉类食物吃得太多；如果粪便有酸臭味，那证明你的肠胃有积火，肠道里面的菌群失调，即有害菌比有益菌多，应该多喝酸奶，多吃蔬菜水果等碱性食物。

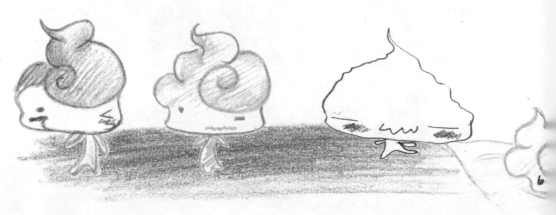

病态的粪便：粪便是陶土色或灰白色，可能是得了胆道梗阻；粪便是柏油样黑色，糊糊的，可能是上消化道有出血，或者服了活性炭、铁剂、铋剂等药物；粪便是红色（粪便带血），可能是消化道下段出血，尤其是结肠、直肠或肛门有病的人。

所吃的食物不同，会使大便的外形与颜色发生变化。但是大便的颜色太深或太淡、便中带血，都是比较严重的症状，要赶快去看医生。

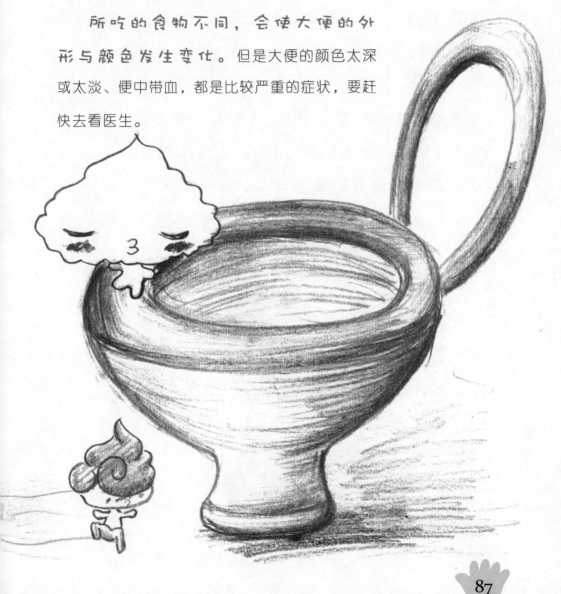

人为什么会放屁

有些同学不小心在同学面前放屁，就会被同学们嘲笑。其实放屁是很正常的事情，常放屁的原因大致有两种情形，一种是因吃了一些产气的食物，例如地瓜、洋葱、高丽菜、豆类及豆制品，所以会有放屁的情形。另外则有可能是因为得了肠胃疾病。

因为肠子总是在不断地蠕动着，只要肠蠕动存在，就会有气体从肛门排出，我们就会放屁。

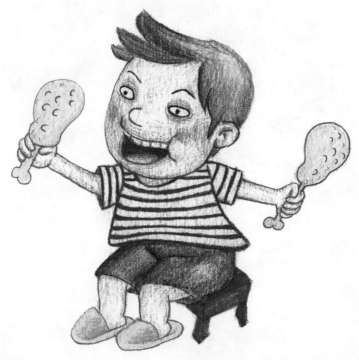

那么，消化道怎么会有气体呢？这是因为人在吃食物时，由于消化道正常菌群的作用，产生了较多的气体。这些气体，随同肠蠕动向下运行，由肛门排出。排出时，由于肛门括约肌的作用，有时还产生响声。所以，放屁是肠道正常运行的一种表现。相反，如果不放屁，或放屁过多过臭，则为一种异常现象。

在饮食上建议小朋友们少食多餐，不要暴饮暴食，吃东西时，宜细嚼慢咽，以免一起吃下太多空气；另外，建议小朋友约束自己，容易产气的食物也要减少食用，毕竟在公共场合放屁是不雅的行为。

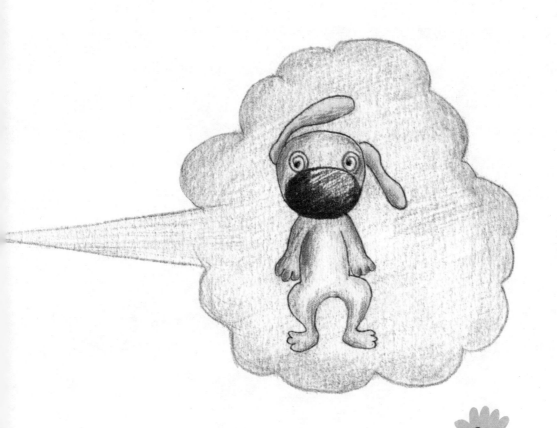

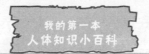
肺如何呼吸

呼吸是很容易被我们忽略的一项身体运动，如果没有呼吸，生命便无法存在。那么，肺是如何进行呼吸的呢？

呼吸是机体与外界环境之间进行气体交换的过程。人的呼吸过程包括三个互相联系的环节：外呼吸，包括肺通气和肺换气；气体在血液中的运输；内呼吸，指组织细胞与血液间的气体交换。

肺的呼吸就是肺与外界环境间的气体交换过程。气体在肺内

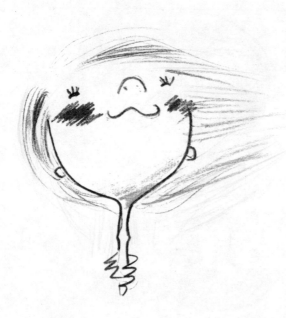

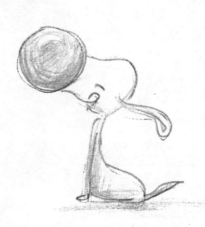

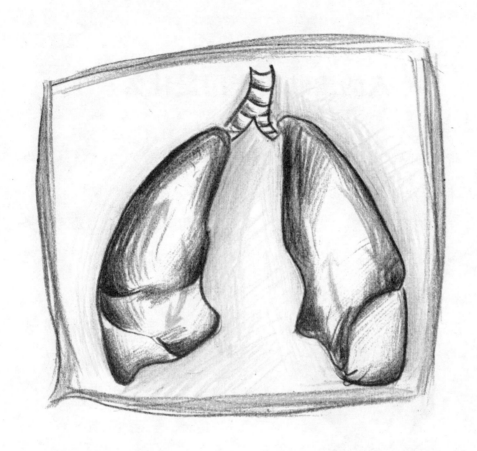

进出，完全靠肺内外气体的压差。空气之所以被吸入肺内，是由于肺扩张，肺内压低于大气压；而气体之所以被呼出体外，则是由于肺缩小，肺内压高于大气压，肺本身不能主动地扩张和缩小，它的缩张是靠胸廓的运动进行的。

呼吸运动就是肋间肌和膈等呼吸肌群的收缩和舒张，使胸廓扩大和缩小的运动，它是我们肺呼吸时的动力。

人的皮肤的作用是什么

你知道吗？成人全身皮肤面积与单人床面积一样大小，大约有 1.5 平方米 ~ 2 平方米，小孩皮肤面积则大约是单人床面积的 1/3。

皮肤能保护人的身体。皮肤上面的汗腺和皮脂腺孔能分泌出许多汗液和皮脂液，汗液和皮脂液流到皮肤上以后，就会变成一层薄薄的保护膜，有了这层保护膜，细菌和病毒就不容易通过皮肤进到身体里面去了，人就不会经常生病了。

皮肤里面还有一层黑色素，可以有效地抵御太阳中过多的紫外线的照

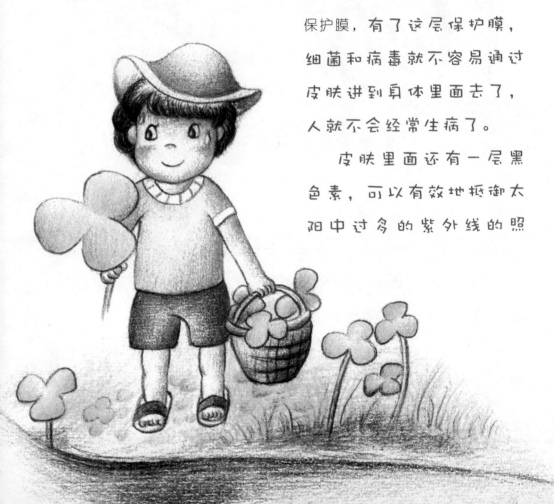

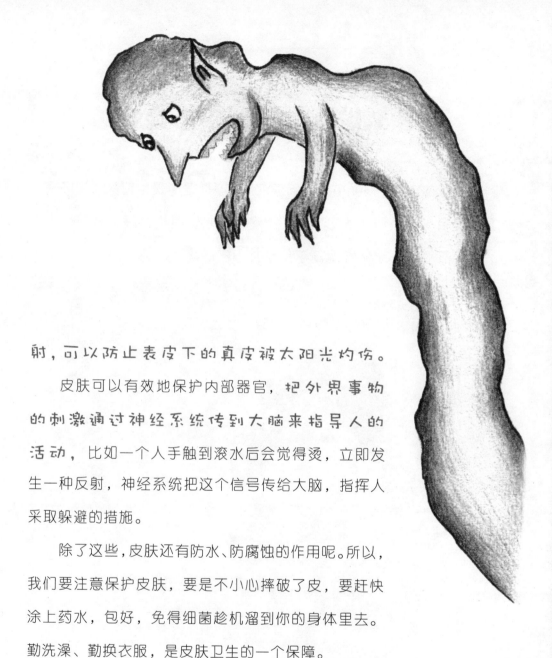

射，可以防止表皮下的真皮被太阳光灼伤。

皮肤可以有效地保护内部器官，把外界事物的刺激通过神经系统传到大脑来指导人的活动，比如一个人手触到滚水后会觉得烫，立即发生一种反射，神经系统把这个信号传给大脑，指挥人采取躲避的措施。

除了这些，皮肤还有防水、防腐蚀的作用呢。所以，我们要注意保护皮肤，要是不小心摔破了皮，要赶快涂上药水，包好，免得细菌趁机溜到你的身体里去。勤洗澡、勤换衣服，是皮肤卫生的一个保障。

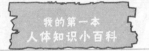

为什么洗澡久了，手指会变皱

夏天的时候，很多小朋友都喜欢玩水。你是不是也有这样的经验，玩水玩得兴高采烈，不知不觉，手浸泡在水里很长时间，等到终于尽兴要离开时，才突然发现满手都是皱巴巴的褶子。还有洗澡的时候，洗的时间稍微长一些，穿衣服的时候就会发现满手都是皱纹，但是奇怪的是，除了手指、脚趾有褶皱，其他地方都没有。

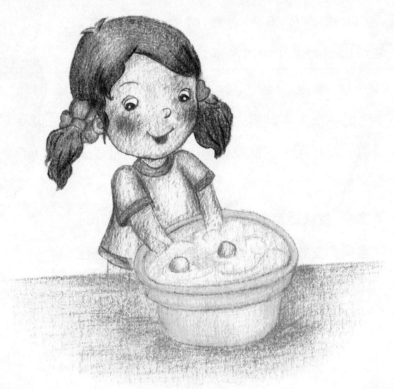

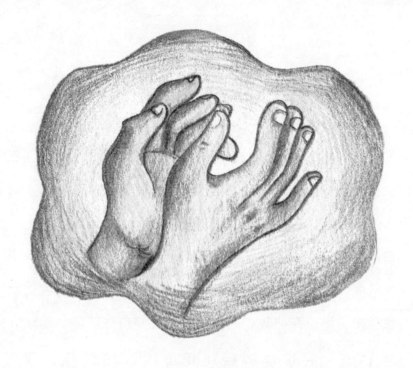

你知道这是怎么回事吗？有些小朋友认为，洗澡的时候手会皱，一定是因为泡水太久了，身体脱水，才会有皱纹出现。

事实恰好相反，这两种情况都是因为手浸泡在水中太久，水分慢慢从皮肤表面渗入内部，撑开了皮肤表皮，但是表皮以下的皮肤还是和原来一样，面积并没有变大，所以皮肤表面便有皱纹产生。

而且，事实上，经过长时间的浸泡，我们身体其他部位的皮肤也都出现了相同的变化，只是手指、脚趾末端皮肤的变化最为剧烈，肉眼能够清楚地察觉出来而已。

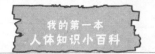

为什么会起"鸡皮疙瘩"

冬天天气真冷啊，还要脱衣服洗澡，真要命。当我们脱换衣服时，身体一接触到冷空气，汗毛就全部竖起，好像鸡拔去毛后，留下明显的毛孔一般，所以被叫做起"鸡皮疙瘩"。

但是，你知道为何会起鸡皮疙瘩吗？

这得先了解我们的皮肤。我们的皮肤有着许多特殊的功用，它包在人体外部，可以保护我们内部的器官，使身体不容易受到外来的各种伤害。另外，它还能敏锐地接受冷、热、痛、痒等各种刺激，好让身体做出适当的反应。除此之外，我们的身体排泄汗液以及调节体温，都非得靠皮肤不可。

我们的皮肤对外部环境的刺激很敏感，它勤勤恳恳地履行着自己的职责。当皮肤接收到冷的刺激时，它下方的感觉细胞便会立刻通过神经，报告给大脑，大脑皮质再发出命令，指挥皮肤上的汗毛孔赶快收缩。汗毛下面一种叫做"竖毛肌"的肌肉，也会在同一时间收到命令，便立刻收缩起来，使汗毛竖直了。

这时的皮肤表面会变得格外紧密，是为了使体内热量减少散失的一种保护动作。

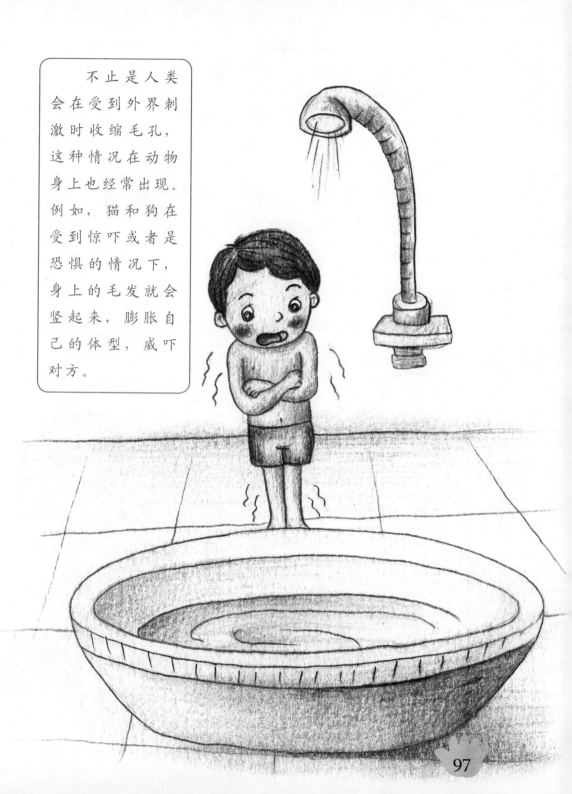

不止是人类会在受到外界刺激时收缩毛孔，这种情况在动物身上也经常出现。例如，猫和狗在受到惊吓或者是恐惧的情况下，身上的毛发就会竖起来，膨胀自己的体型，威吓对方。

淤青是从哪儿来的

　　小朋友不小心摔了一跤，痛得要命，虽然没有破皮，但是摔伤的地方过一阵子就会有一块淤青，非常难看。

　　不论我们是不小心摔伤还是撞伤，在受伤处通常都会出现淤青。为什么产生淤青呢？

　　在我们的皮肤里，存在着许多的血管，它们都有一个共通的特

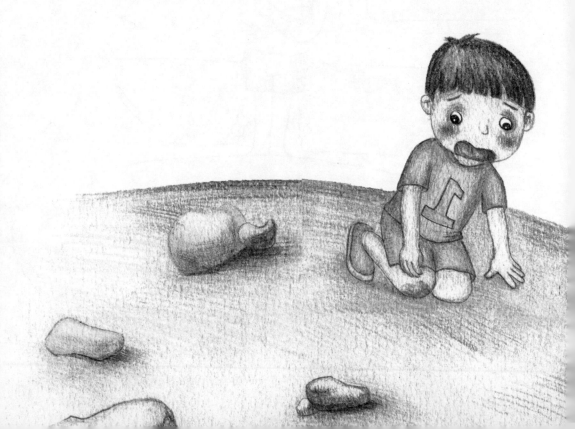

点，就是管腔细小，血管壁也非常的薄。这些微小的血管，全都经不起外界强大压力的考验，很容易在碰撞后破裂。

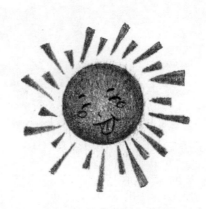

就是因为这样，我们的身体受伤时，皮肤的血管被碰撞，导致破裂，而血管里的血液自然就会流出，但是由于皮肤并没有破裂，血液找不到出口流出，只能在皮下漫溢并凝结。我们从外表看来，就是一块青紫色的淤青了。

所以，我们平时一定要小心，不让自己摔伤或者撞伤。如果不小心跌倒后，身上可能淤青一大块，又该怎么办呢？我们可以把鸡蛋煮熟，剥去鸡蛋壳，然后在淤青的地方轻轻地滚一滚，淤青就会加快消失，不过，全部消失还得等好几天。

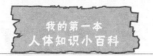
皮肤会呼吸吗

　　众所周知，人类是用肺来呼吸的。但为什么还有人说"皮肤也会呼吸"呢？如果皮肤果真会呼吸的话，那它又是如何进行的呢？

　　首先，我们必须知道什么叫做"呼吸"。呼吸是指氧气经过血液运送，到达体内每一个细胞，供它们新陈代谢所用，然后顺便带回细胞产生的二氧化碳，并通过肺呼出体外。而事实上，我们的**皮肤也会吸入氧气，并且排出二氧化碳**，只是它吸进和呼出的量并

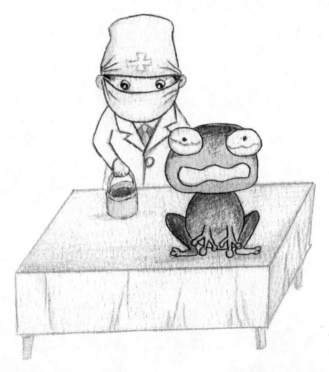

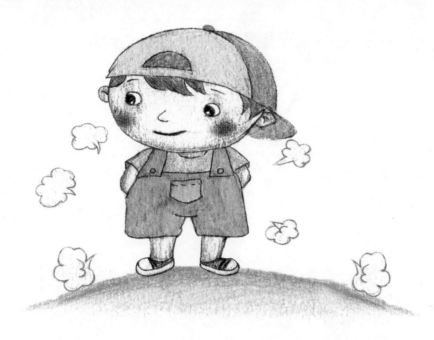

不大，远远比不上肺的能量。因此，我们主要还是得靠肺来进行呼吸作用，以维系我们的生命，而皮肤只是起到辅助的呼吸作用。

虽然皮肤的呼吸作用远远比不上我们的肺，甚至你都感觉不出来，但是它也是很重要的。皮肤除了排出二氧化碳，还能随汗排出水蒸汽，而这个功能帮了肺不少的忙。

科学家做过一个简单的实验，来说明皮肤呼吸的不可或缺性。他们将一只青蛙的身上涂上油漆，隔断皮肤呼吸的通道，在很短的时间内，青蛙便会死亡。这个实验虽然有些残忍，却也说明皮肤确实需要呼吸。尤其是对青蛙来说，虽然它也有肺，但它的皮肤呼吸却比我们来得重要，一旦皮肤没法呼吸，它将面临的就只有死亡了。

同理，我们的皮肤跟青蛙的一样，也在呼吸，也需要呼吸。

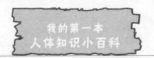
人为什么会脸红

如果你做错了事,刚好被别人发现,糟糕的是,你的身边有好多人,他们都知道了你犯的错误。你是不是会很不好意思,然后马上变得满脸通红呢?

其实不只是做错了事,有很多种类的情绪,都会引发脸红的现象,比如当我们感到难为情时、觉得羞耻时等等。那么,为什么这些情绪会导致我们脸红呢?

原来,我们的脸红也是受到大脑皮质控制的。举个例子来说,当我们通过眼睛、耳朵或其他器官,接收到外界让我们感觉害羞等情绪的刺激时,眼睛和耳朵就会立刻把消息传给大脑皮质。这时,大脑皮质除了向有关部位联系,命令它们做出反应外,同时还会刺激肾上腺,让肾上腺分泌出肾上腺素。

脸部皮肤下面分布有很多小的血管,当肾上腺素分泌出来,而量还不太多时,会使血管扩张,尤其是脸皮下的这些小血管。所以在我们感到害羞时,脸就会发热发红了。也是因为如此，如果有些孩子特别容易脸红，大人总是会说："这孩子脸皮真薄。"

　　不过，如果肾上腺素分泌的量较大，反而会使血管收缩，这时，脸不但不会发红，而且可能发白、发青。

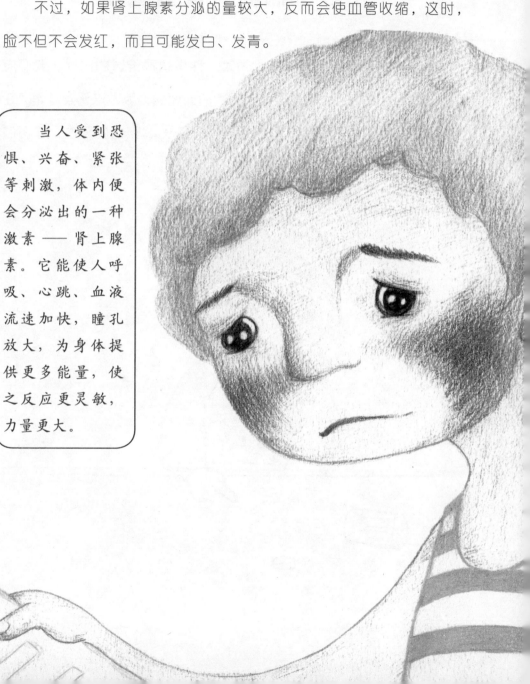

　　当人受到恐惧、兴奋、紧张等刺激，体内便会分泌出的一种激素——肾上腺素。它能使人呼吸、心跳、血液流速加快，瞳孔放大，为身体提供更多能量，使之反应更灵敏，力量更大。

伤口上撒盐为什么会疼

当有一个人受到伤害或者因为某一件事情很难过的时候，我们应该安慰他、帮助他，而不是再说难听的话训斥他，因为这无疑就是"在他的伤口上撒盐"。那么，这句话是怎么来的呢？也就是说，往伤口上撒盐为什么会疼呢？

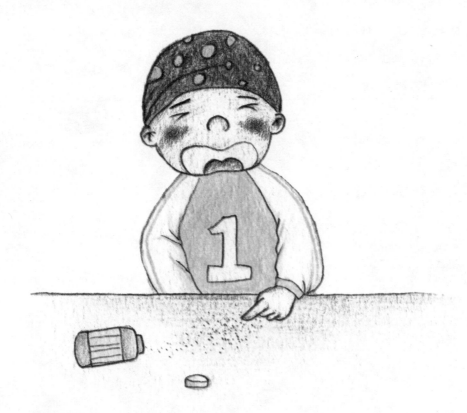

我们的皮肤是极敏感的，表面还长了许多汗毛，即使轻吹一口气，它都能感觉得到。在皮肤下面有很多神经纤维和各种感受器，它们专门负责传送信息给大脑。

皮下有触觉、痛觉、温度觉三种神经纤维，每一种都很敏感，但以痛觉为最。神经纤维借由感受器和皮肤表面连接，正因为它不直接暴露在外，所以当我们打一下手臂，只会短时间痛一下，而不会持续性地痛很久。

可是，如果我们的皮肤破了，在伤口处，敏感的痛觉神经纤维就会被暴露出来。这时候没有了表层皮肤的保护，外在环境的任何刺激，都会影响到它，造成疼痛。

此外，伤口附近会出现的一些水肿现象，这会压迫到神经，也可能会被细菌感染，进而直接刺激神经。所以伤口愈大，我们感觉就愈痛。

盐是一种化学物质，会直接刺激神经，并且盐会吸收水分，能使伤口水肿加剧，进一步压迫神经，所以，往伤口上撒盐会加剧疼痛。

头皮屑是怎么回事

头皮屑总是很烦人，如果有了头皮屑，就会被认为不爱干净、不讲卫生，不管是自己还是别人，看着都会很不舒服。想要清除头皮屑，我们首先要知道头皮屑究竟是怎么回事。

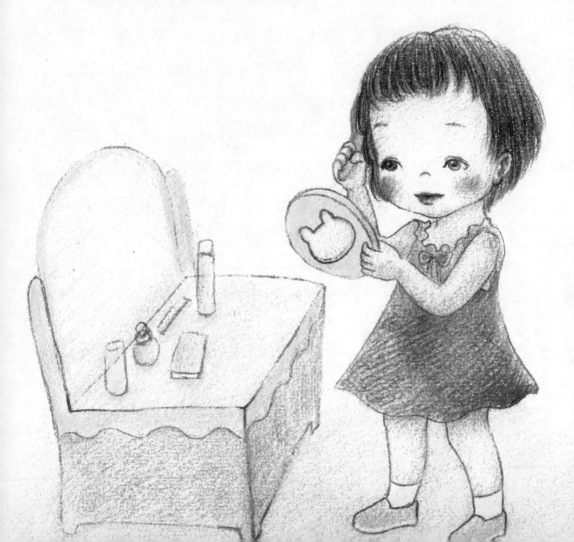

头部的皮肤和身体的皮肤结构是一样的，头皮屑是老化脱落的死皮细胞。如果你的头皮屑比较多，说明头部的新陈代谢比较快。除了受身体新陈代谢的影响之外，头皮受伤也会产生很多的头皮屑。

引起头皮屑的其他小原因

季节变化，冬季的头皮屑特别多；使用劣质的美发产品或洗发液没有冲洗干净，也可能增加头皮屑；饮酒或过多食用刺激性食物，会使头皮屑增多；内分泌不正常，也有可能导致头皮屑增多。

人体表皮的增生和演变起源于表皮最下层的基底细胞。随着新陈代谢，基底细胞向上增生移动，最终成为角质细胞而脱落，这个过程需要310小时～430小时。角质细胞每时每刻都在脱落，只不过因为每个细胞仅有几个微米大小，所以很难被我们发觉。

但是，如果身体的性激素平衡失调，尤其是雄性激素水平增高的时候，油脂分泌就会增多。头皮表面的油多了，许多脱落的角质细胞便容易互相粘在一起，便形成了肉眼能看见的头皮屑。

有些人喜欢用碱性很强的肥皂洗头发，或者使用一些刺激性大的药物，也会使头皮屑增多。头皮屑过多还可能与真菌感染有关。

因此，我们要多吃蔬菜和水果，以及富含B族维生素的食物，增加洗头的次数，以及有针对性地用些抗真菌的药物进行治疗。

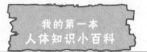
人体能导电吗

我们知道，水和金属是导电的，而木头和塑料不导电，那我们的身体导不导电呢？

我们的身体并不像金属那样容易导电，但也不像木头那样，几乎一点也不通电。我们的**皮肤导电能力是很差的**，在一定程度上对我们的身体起了保护作用。

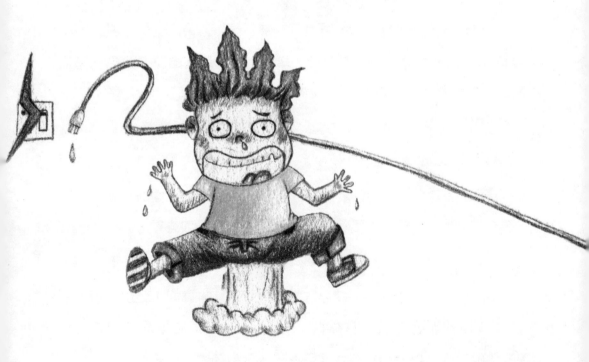

但是当我们刚洗完手，或是满身大汗时，身体的导电能力就会增加了。其实，纯粹而没有任何杂质的水，是无法让电流通过的，可惜的是，普通的水里，都会含有一些杂质。

另外，人体内拥有肌肉、内脏和骨骼。这些组织全泡在人体内的血液、淋巴液等液体中，而这些液体就好像普通的自来水一样，其中含有不少的金属离子，如钠离子、铁离子等，具有相当程度的导电能力。所以，一旦电闯过了皮肤这一关，它就会窜流全身，畅行无阻了。

人体中各个组织、器官的导电能力，会因所含的水分不同而有差异，譬如脑、心脏含水量多，导电能力就强一些；骨头含水量少，导电能力就差一些。

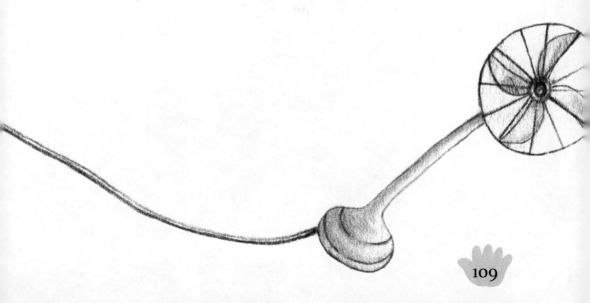

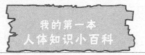

人的肤色为什么会有差异

中国人的皮肤大多是浅黄色，属于黄种人。大家也许还亲眼见过，或者在电视里、书里见过黑种人、白种人，他们皮肤的颜色和我们的不同。为什么人的皮肤会有不同的颜色呢？

原来，在人体的皮肤里有一种细胞叫做黑色素细胞。以黑色素细胞为主组成了黑素。人体皮肤的颜色主要是由黑素的多少决定的，另外透过皮肤所能见到的血液颜色也能影响皮肤的颜色。

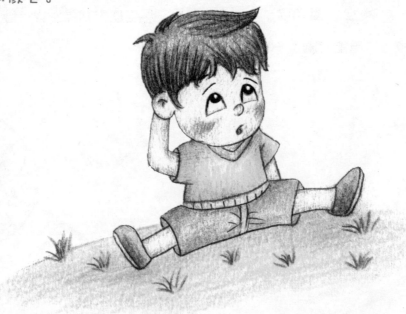

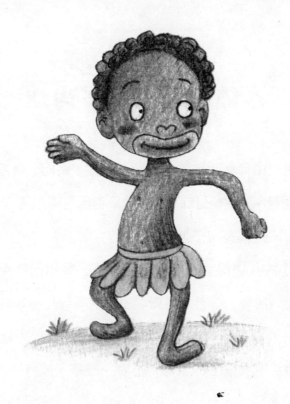

　　在热带生活的人们，由于长期过量地受阳光中紫外线的照射，黑素就大量地在皮肤内沉积，所以皮肤呈黑色。黑色的皮肤对阳光中的紫外线能够起到类似于"滤光片"的作用。应该说，黑色的皮肤是人类适应热带沙漠或森林生活所必备的"保护武器"。

　　在欧洲阿尔卑斯山脉以北的地区，冬季经常阴天，照不到太阳，在这种环境下生活，就需要浅颜色的皮肤以利于紫外线的透过。在北欧生活的白种人，皮肤为白色，大概就是出自这个原因。

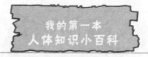

人体的骨头有多少块

　　人的身体是由什么组成的呢？它们有血、有肉、有各种脏腑器官，还有骨头，而骨头支撑起我们的身体，使我们可以不至于软绵绵的。那么，人的身体里究竟有多少块骨头呢？

　　成年人有206块骨头，包括颅骨、躯干骨和四肢骨。人体的骨头形状不同，大小各异，可分为长骨、短骨、扁骨和不规则骨四种类型。顾名思义，长骨像棍棒，短骨近似立方体，扁骨犹如扁扁的板条。人体中最长的骨头是大腿上的股骨，长度一般是人体身高的27%。

　　骨骼的构成成分，有一半是水分，另一半，其中的2/3是矿物质，1/3是有机物质。小孩的骨骼有机物质较多，所以较为柔软；而老年人骨骼中的矿物质较多，所以较为硬脆。

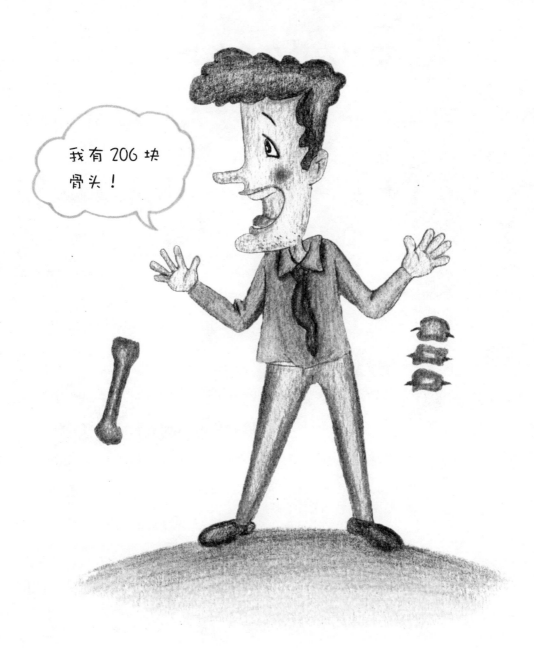

指甲为什么会长长

刚刚剪过的指甲没几天就又长长了，为什么我们的指甲总是长个不停？

指甲和头发一样，是由一种从表皮细胞演变而来的硬角蛋白组成的。

表皮细胞会不断地新陈代谢，不断地生成新的角蛋白，所以指甲也就会不断地生长。

指甲是在指甲根上呈半月形的白色区域里形成的，并从那儿慢慢长出来。坚硬的指甲由死亡的细胞构成。

指甲的生长速度会受到年龄、健康、季节和机械刺激的影响。人在年青、强壮、健康时，指甲就长得快；在幼儿时期、40岁以后和生病时，指甲就长得比较慢。在夏秋季节，身体各个器官的新陈代谢都比较快，指甲生长也比较快。相反地，冬季就比较慢些。指甲从半月形

小小指甲的作用

指甲能够有效保护指尖的神经，也能够反应一个人的身体状况，有经验的医生可以通过指甲的长短、颜色和其他异状判断人的病情。

的白色区域里开始生长算起，大约需要 6 个月的时间才能全部长出来。

有些小朋友爱留指甲，其实指甲缝里是个最容易藏污纳垢的地方，那里面躲藏着很多细菌。我们要养成良好的卫生习惯，经常修剪指甲。洗手打肥皂的时候，不要忘了把指甲缝也洗干净。

小朋友，你知道人的指甲的生长速度吗？

其实，人们指甲生长的速度与大陆移动的速度恰好相等—都是每年 5 厘米～7 厘米。

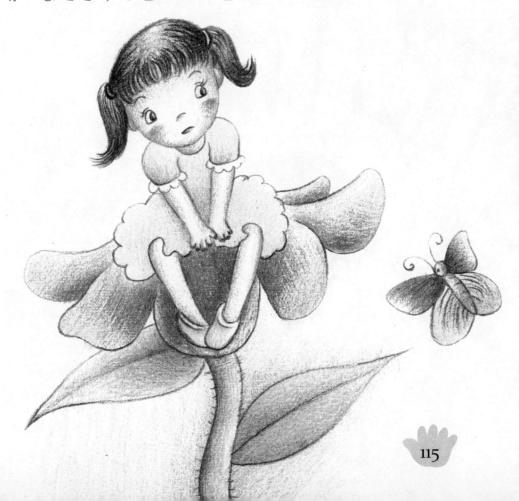

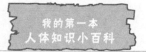
为什么夏天出汗多、冬天出汗少

　　人身体的温度是一定的，出汗是人体向外散热、保持体温正常的一种方法。人的体温过高或者过低，都会觉得不舒服。生病时发热，那就是体温高了。

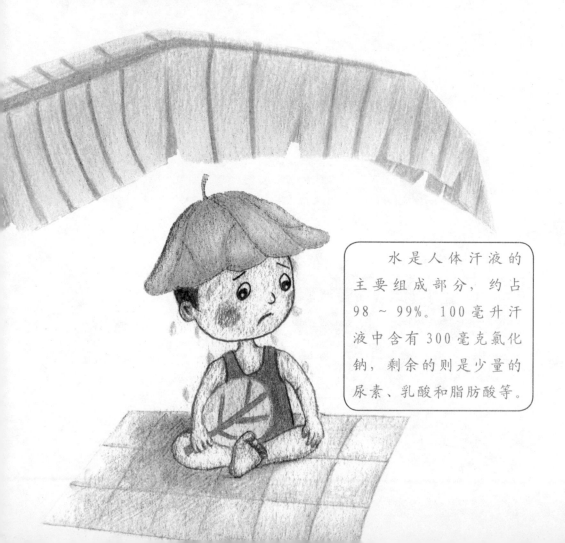

　　水是人体汗液的主要组成部分，约占98～99%。100毫升汗液中含有300毫克氯化钠，剩余的则是少量的尿素、乳酸和脂肪酸等。

夏天的时候，天气很热。人身体里的热量太多了，就会通过皮肤上的汗腺出汗，把体内的热散出去，所以夏天容易出汗。到了冬天的时候，天气很冷，人体需要热量保暖，出的汗自然少，比夏天少得多。

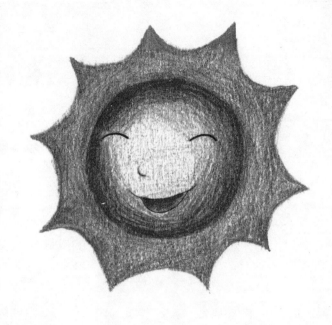

人身上的小汗腺约有200万～500万个，平均一个指头肚那么大的皮肤就有120个，前额、鼻尖等部位的汗腺达180个以上，所以这些部位出的汗也就比较多，有时还能形成汗珠儿。

汗液中的乳酸能够软化皮肤角质层、抑制细菌生长，防止某些皮肤疾病的发生。由于出汗能排出部分尿素，所以对肾功能衰竭者还有一定的辅助治疗作用。但如果排汗过多，就要影响到体内的水分和盐类的平衡。我们看到运动员在比赛后，都要喝些淡盐水或含盐饮料，就是为了及时补充水分和盐类。

全世界没有一对相同的指纹吗

我们看电视的时候，经常看到警察根据指纹线索来破案。那么，什么是指纹呢？

我们伸出自己的手指看一下，每一根手指上都会有一个指纹，而且各不相同。原来，我们人类的皮肤由表皮、真皮和皮下组织三部分组成，指纹就是表皮上突起的纹线。

虽然指纹人人皆有，但是不仅每个人自己的指纹各不相同,而且据说,全世界的六十多亿人中，还没有发现两个指纹完全相同的人呢。更有趣的是，指纹在胎儿第

因为你留下了指纹！

三四个月的时候便开始产生，到第六个月就形成了。当婴儿长大成人，指纹也只不过放大增粗，它的形状特征却是固定不变的。

虽然指纹在我们的手指肚上并不起眼，但是你可别小看指纹，它的用途大着呢。指纹由皮肤上许多小颗粒排列组成，**具有增强皮肤摩擦的作用，使手指能紧紧地握住东西，不易滑掉**，而且这些小颗粒感觉非常敏锐，只要用手触摸物体，就会立即把感觉到的冷、热、软、硬等信息通报抬大脑司令部，然后，大脑会根据这些信息，发出相应的命令，指挥人的行动。

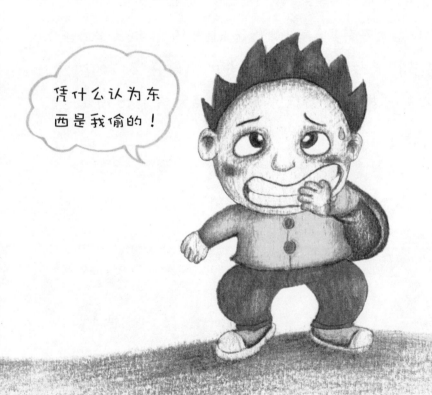

凭什么认为东西是我偷的！

关节为什么会有响声

　　我们运动时常能听到有人的身体部位发出"嘎嘎"的声响，比如蹲起时膝关节有响音，走路时髋关节发出轻轻的"嘎嘎"声，转脖子颈椎有声音，攥手指听到手指有声音……人们通常把这些声音称为"弹响"。

　　关节活动时，关节面之间、软骨垫与关节面之间、肌腱和关节囊之间等处，总会不时地发生摩擦，从而发出声音。在大部分人的身上，这种声响不明显，而在有些人身上则听起来比较清楚。特别是那些久坐的人，关节间产生的润滑液少，当他们离开座位的时候，就瞬间加大关节摩擦的损耗，弹响就特别容易出现。

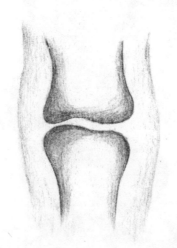

骨头与骨头相连的地方被称为关节，可以活动的是"活动关节"，不能活动是"不动关节"。关节周围附着有很多肌肉，当肌肉拉伸或收缩时，身体就完成了各种各样的动作。

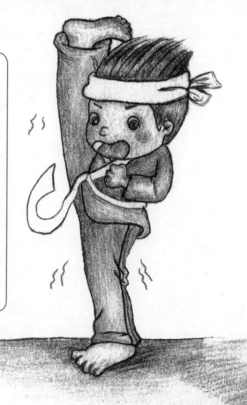

一般来说，仅有弹响、外表不红不肿，我们不会感到疼痛，活动时也没有什么障碍，所以不需要特别处理，我们也不必为此过于惶恐不安。

但是，需要注意的是，如果弹响出现的时候伴有疼痛，或关节活动受限时，则需要到医院就诊，以确定是否是关节错位或关节受损。

其实，弹响的出现是在提醒人们不要同一姿势维持过久，这也是身体疲劳的一个表现，所以我们要多加锻炼，不能一直坐着不动或者不换姿势，最好15分钟~30分钟稍微起来活动一下。

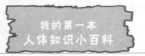
人的头发有多少根

　　头发既有装饰的功用，也能够保护头部，冬天的时候可以保暖御寒，夏天的时候可以防止太阳直射头皮。但是，你知道我们人类有多少根头发吗？头发实在是太多了，一根一根地数的话，不知道要数到什么时候呢。

　　其实，人的头发有 8 万～ 12 万根，但一生将更新 150 万根左右。头发的颜色及其他特征是由基因决定的，一般而言，常见的有黑色、金黄色、棕色及红色等，当人年龄大的时候，头发通常会变成银白色。

　　头发依照种族和发色的不同，数量也略有差异。黄种人有 10 万根，金发的白种人头发较细，有 12 万根，红色头发略粗，

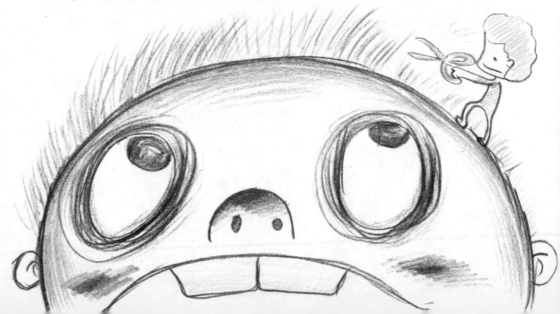

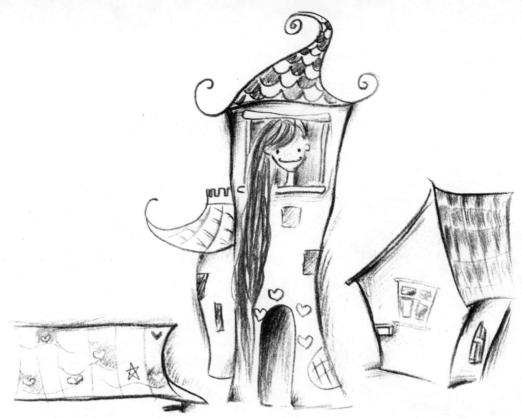

有八九万根。

如果以每平方厘米的头发根数表示，在各主要人种中，白种人最多，黑种人次之，黄种人最少。根据抽样统计每平方厘米内的头发根数，意大利人平均为 408 根，苏丹人为 236 根，日本人为 238 根，中国人为 224 根。

头发的生长速度是每天 0.27 毫米 ~ 0.4 毫米，如果按照这样的速度生长，婴儿从出生到 10 岁时，头发至少有 1 米长；到 20 岁时，将长到 2 米。当然，头发也有一定的生长周期，并不是一个劲地长。

正常人平均每天约脱落 20 根 ~ 100 根头发，因此人们不必担心头发会长过自己的身体。

手指甲比脚趾甲长得快吗

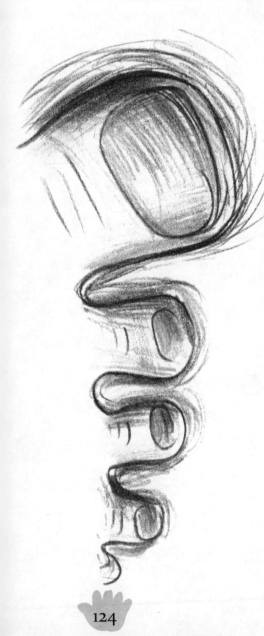

你是勤剪指甲、讲卫生、爱干净的孩子吗？你有没有注意过，是你的手指甲长得快呢，还是你的脚趾甲长得快？

人的手指甲和脚趾甲是皮肤的附件，具有保护手脚的功能，可以使手脚在活动时不致碰伤柔软的尖端。指甲是由一种硬角蛋白组成的，是从表皮细胞演变出来的。表皮细胞会不断地新陈代谢，不断地生成新的角蛋白，所以指甲也就会不断地生长。

根据统计，手指甲和脚趾甲生长的速度的确不一样，手指甲每天生长0.1毫米。但是，脚趾甲每天只生长0.05毫米。那么，为什么手指甲长得比脚趾甲快呢？

原来，指甲的生长速度是受年龄、健康状况、季节和机械刺激的影响的。排除年龄、健康状况和季节的影响，指甲经常摩擦的话，会长得更快一些。人一般用手活动的机会比脚多，手指甲比脚趾甲的损耗更大，为了保护指尖，手指甲长得自然比脚趾甲快。

那么，是不是只要我们把指甲留着不剪，它就会按照一天长 0.1 毫米的速度不断地生长下去呢？不是的。因为指甲只有在耗损、修剪的情况下才正常生长，如果一味地保护着不剪，指甲生长的速度就会放慢。

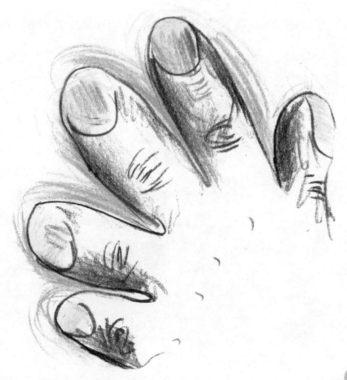

人的肚子里会长出西瓜吗

种子掉在土壤里会发芽，最后还会结出果实。有小朋友就很好奇，夏天的时候，我吃了很多西瓜，而且我还把西瓜子吃到了肚子里，这些西瓜子会在我的肚子里生根、发芽，长出西瓜吗？

答案是否定的。人的消化系统是由口腔、食道、胃、肠及一些消化腺组成的。食物在口腔中经过牙齿的咀嚼后，形成小的食团，经咽部吞咽，一粒西瓜子在躲过牙齿咀嚼后随食团进入食道。食物通过食道的时间很快，借助于食道肌肉的蠕动及食物本身的重量下坠，约8秒就可以进入胃。

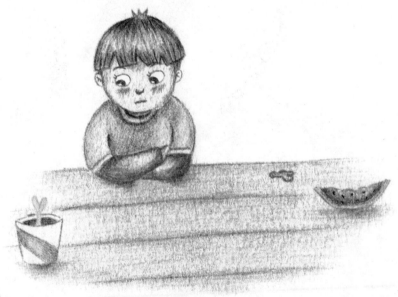

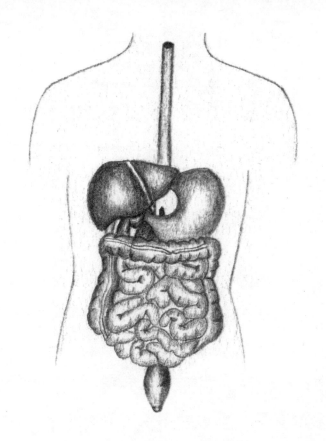

　　胃像个大口袋，是消化道的大仓库，能收缩蠕动，每隔20秒～30秒收缩一次，胃蠕动可压挤、搅碎食物，使食物更细，更易消化。胃壁细胞分泌盐酸，使胃液呈酸性，胃蛋白酶原转变为胃蛋白酶，消化食物中的蛋白质。

　　如果西瓜子在消化器官没有被消化，就会被作为排泄物排出体外，根本不会在体内生根发芽。除了胃里的强酸环境之外，种子在肠胃里也找不到它发芽所必需的空气、养料、阳光等成分。所以，被吃进肚子里的西瓜子怎么可能会长出西瓜呢？

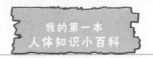

糖吃多了牙齿会长虫子吗

人的牙齿是人体中最坚硬的器官，可以分为牙釉质、牙本质和牙髓。其中，牙釉质是牙齿表层的部分，是保护牙齿最主要的部分。

你知道吗？金刚石是自然界中存在的最坚硬的物质，在石材硬度的分级中，它的硬度被定为10，而牙釉质的硬度是8，只比金刚石"软"了2级，和石头中的黄玉一样坚硬。

糖是碳水化合物，吃进嘴里时，会跟口腔里的细菌发生作用而变成乳酸。乳酸是腐蚀牙齿的高手，常躲在牙齿的牙缝间，或是牙

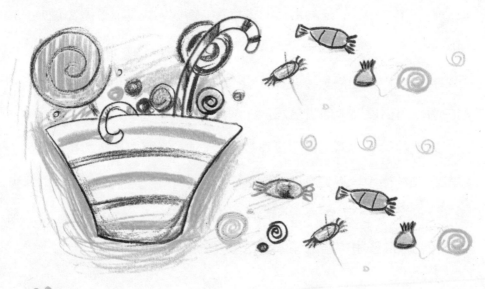

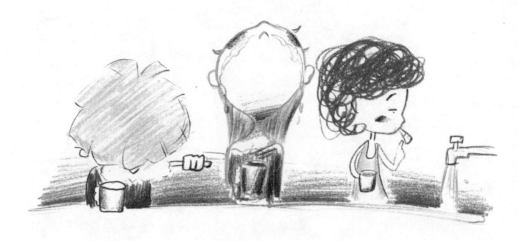

齿表面的细沟里，等待时机向牙齿进攻。

这个时候，如果碰上爱吃糖却不喜欢刷牙的小朋友，那么乳酸可就逮到机会，毫无顾忌而又轻易地朝牙齿侵略了。它会慢慢地把牙齿外面的牙釉质给腐蚀掉，最后将牙齿溶解出一个空洞，这就形成了"蛀牙"。

牙齿没了牙釉质的保护，里面的牙本质就暴露出来，这层牙本质并不像牙釉质那么坚固，经得起刺激，一旦接触到冷、热、酸等的食物，甚至只是吹到冷风，蛀牙马上就会感到疼痛。

蛀牙除了要看医生修补外，口腔卫生的保健才是最重要的，譬如早晚刷牙、三餐饭后也要刷牙或漱口。此外，多吃含钙食物，少吃甜食等等，都有利于防蛀牙。

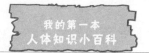
牙龈出血是怎么回事

　　妈妈告诉我们说，要勤刷牙，保护牙齿和口腔健康。但是，你做到了吗？突然有一天，当我们拿起牙刷刷牙的时候，发现牙龈流血了，难道是因为我们刷得太用力？还是有其他原因呢？

　　事实上，刷牙流血，是因为我们的牙龈慢性发炎了。

　　造成牙龈发炎的因素又很多，最常见的是没刷牙，或是刷牙的时候太草率，以至于许多食物残渣根本没有被清理干净，还存留在牙齿的缝隙里，时间久了，它们就和唾液产生发酵作用，生成牙垢，最后引起慢性牙龈发炎。

　　当牙龈慢性发炎时，微血管就会扩张充血，这样一来，只要稍微受到牙刷刷毛的摩擦，牙龈立刻就会流血。

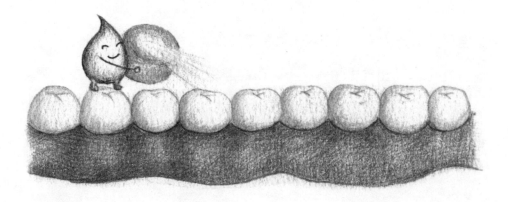

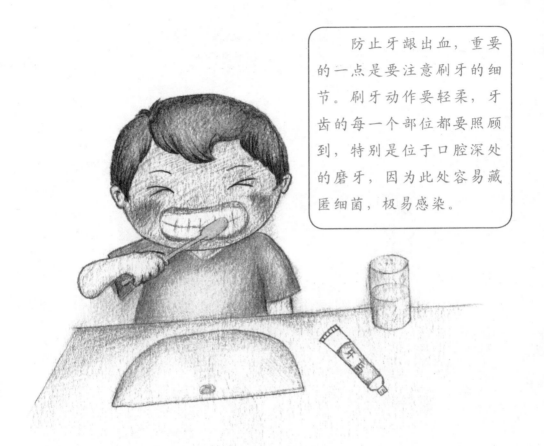

防止牙龈出血，重要的一点是要注意刷牙的细节。刷牙动作要轻柔，牙齿的每一个部位都要照顾到，特别是位于口腔深处的磨牙，因为此处容易藏匿细菌，极易感染。

　　除此之外，蛀牙也会刺激牙龈，造成牙龈出血。若使用的牙刷质量不过关，或是刷牙的方法不对，都会导致牙龈出血。

　　牙龈出血还有可能是缺乏维生素 C 的缘故。当我们的身体缺少维生素 C 的时候，身体各部分的微血管管壁就会变薄，血液就特别容易渗出，牙龈的微血管自然也包括在内。

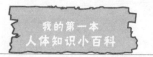

人为什么要睡觉

夜幕降临，人们都赶在天黑之前回到家里。吃过晚饭，洗洗涮涮之后，就钻进被窝开始睡觉。不仅我们人要睡觉，动物也要睡觉。为什么我们不能一直工作或者学习，必须定时休息呢？

人们通常认为：人的一切活动都是在大脑这个司令部的指挥下，通过遍布全身的神经进行的。脑细胞在消耗大量能量之后，出现疲劳，疲劳的脑细胞会主动从兴奋转向抑制。这样，我们就需要一段时间的睡眠，重新积累能量、消除疲劳，以利于投入到明天的学习和工作中去，这是身体的自卫本领之一。

睡眠是整个神经系统以至全身彻底休息的一种方式，

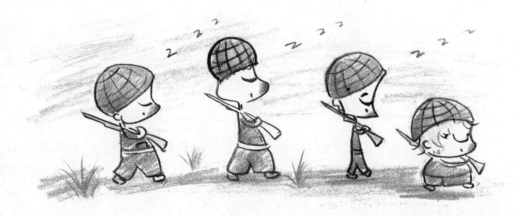

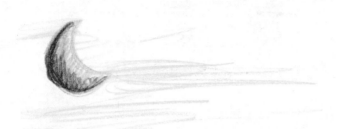

每个人的一生大约有三分之一的时间都在睡觉。

人是不能不睡觉的，极度疲劳的士兵甚至在行军中也必须睡一下，虽然他的腿仍在走。如果不睡觉，脑细胞的疲劳不能消除，到一定程度，"司令部"的工作就会发生"混乱"，全身新陈代谢不能正常进行，甚至会导致死亡。

另外，我们在睡眠中，有些神经细胞可能仍处于兴奋状态，于是引起梦，因为做梦只有部分脑细胞活动，所以梦境常不合道理……

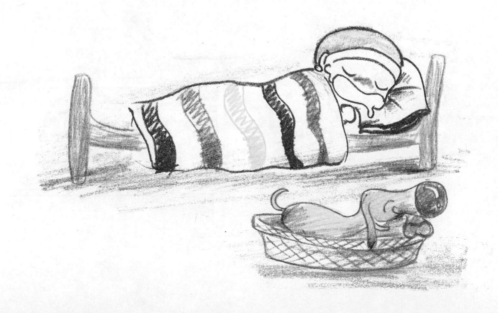

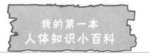

为什么有的人在睡梦中磨牙

有的人在睡着的时候，上下牙齿会相互咬动而发出响声，这就是我们通常所说的磨牙。听到别人睡觉时磨牙，总是感觉怪怪的，那么，为什么有的人睡觉时会磨牙呢？

磨牙的原因跟做梦是一样的。睡觉的时候，大脑皮质处于抑制的状态，抑制程度深，人就睡得较熟；抑制程度浅，大脑皮质就会有所活动，导致磨牙和做梦，这是大脑皮质神经活动的表现。

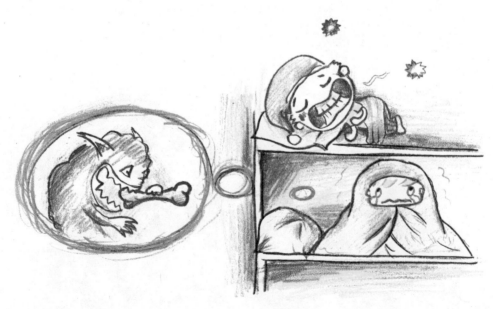

134

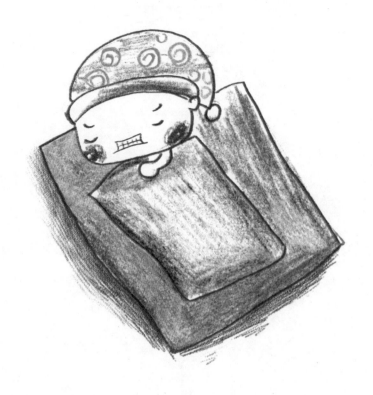

　　造成睡觉时磨牙的原因，可能是**肠胃里有了寄生虫**。当人熟睡后，寄生虫在肠胃蠕动，使神经受到某种刺激，引起磨牙的反射动作。

　　磨牙的另一个原因，可能是**白天太过兴奋或压力太大，神经受到过度刺激**，即使在睡着以后，大脑的皮质仍然很兴奋，受到抑制的程度也较浅，也会产生磨牙的现象。

　　但是，从表现方式来看，人做梦和磨牙不同。人会做梦，表示大脑皮质兴奋力量还算较弱，所以不会有任何具体动作，但是磨牙则表示大脑皮质的兴奋力量比较强烈。当然，我们可以由此推出，当大脑皮质过度兴奋的时候，人还会说梦话、手舞足蹈，甚至梦游。

什么样的睡姿最好

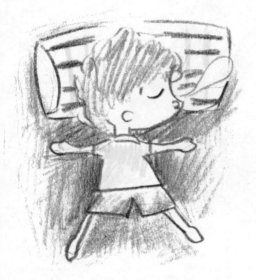

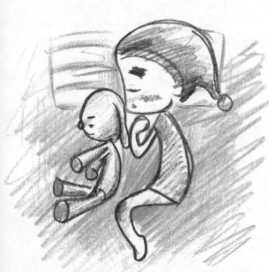

当我们工作或者学习了一天之后，好好地睡上一觉，身体得到完全的放松，就可以缓解一天的疲劳。小朋友一定觉得很奇怪，睡觉就睡觉么，难道还有怎样睡会比较好的道理吗？

睡觉有好多种不同的姿势，每个人都有自己睡觉的习惯。有人喜欢仰躺着睡；有人喜欢趴着睡；也有人喜欢侧着睡，那么究竟哪一种睡姿比较好呢？

仰躺着睡和脸朝下趴着睡基本上是一样的，都不是好的睡觉姿势。采用这两种睡姿时，我们的身体和双腿都伸得很直，疲劳的肌肉不可能得到完全的放松。

　　仰睡时，手放在身体旁还好，若是放在胸口，则会压迫心、肺，造成呼吸不顺畅及多梦的现象。趴着睡的时候，为了保证正常的呼吸，我们的面部不可能埋进枕头里，一定会侧向一边，这样一来，头、颈既吃力又难过，而胸、腹部则会受到压迫，非常不舒服。

　　其实，最好是睡姿是侧着身子睡，不论是左侧睡或右侧睡，脊柱总会略向前弯，肩膀也向前倾，两腿弯曲，两臂自由放置，全身的肌肉可以达到松弛的效果。

　　另外，向右侧睡比向左好，因为我们的心脏在身体左侧，右侧睡不仅可以避免压迫到心脏，还能帮助胃中食物向十二指肠移动，是比较理想的睡姿。

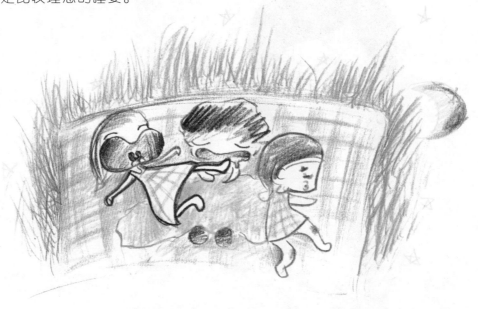

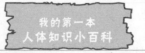

我们的胃能消化铁吗

　　医生会告诉我们，要多补充铁质，身体才健康，难道我们的身体也需要铁这种金属吗？如果我们真吃了一个铁制品，我们的胃能消化吗？

　　事实上，我们还真的每天都在消化金属铁呢！这些铁可能来自煮菜的铁锅、铁刀或铁铲，每当妈妈在切菜或炒菜时，这些东西会互相

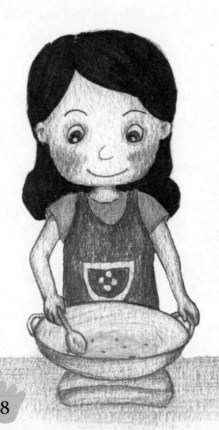

摩擦、碰撞，让表面的铁屑掉到菜里，甚至一些氧化后的铁锈，或是可溶性的铁，都会趁机参杂在食物里。

对于这些金属铁、氧化铁、可溶性铁化合物，我们的胃都能消化，这全都因为**胃中含有的盐酸能溶解铁，之后再由胃壁吸收**。

铁是血液中组成血红素的重要角色，人体各部分的氧气供应全要靠他。所以，爸爸妈妈常要我们多吃含铁的食物，就是要**避免缺铁所造成的贫血**。

不过，千万别为了补充铁质，就生吞铁器，这是非常危险而愚蠢的，因为我们的胃虽有盐酸，但却不能消化纯铁。另外，体积大的铁，胃也无福消受。

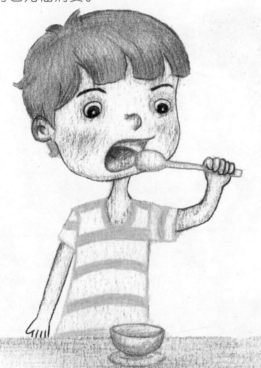

正常成人一天的胃液分泌量约为1500～2500毫升。纯净的胃液是一种无色透明的酸性液体，在胃酸、胆汁等消化液的作用下，对食物进行化学消化。

可以一边吃饭，一边看书吗

　　小朋友一定有过边吃饭边看书或电视的经验吧，这可是个不好的坏习惯噢，因为一边吃饭，一边看电视会影响我们的消化和吸收，时间长了，对我们的健康可是有害而无益的呢！

　　常听大人说，吃饭时不宜动脑、不要生气、不能吵架，这可是有原因的。因为这些动作会使我们大脑中枢指挥相关的交感神经兴奋起来，产生抑制肠胃蠕动、减少消化分泌液的后果。

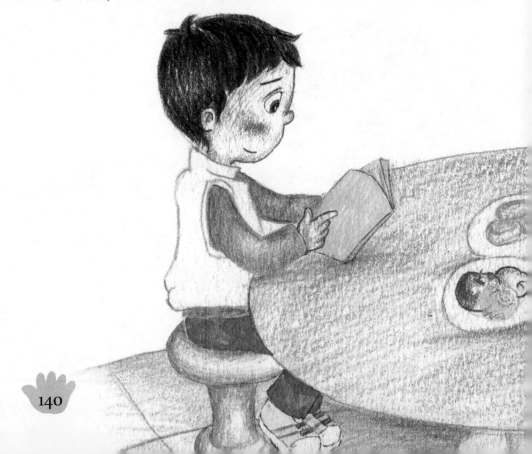

有很多因素会引发我们想吃的食欲，这时候大脑主宰了一切，也控制着消化腺的分泌，一旦不好的习惯或过分激动的情绪，影响了大脑的控制权后，消化腺的分泌自然就被限制，而食欲也就渐渐消失了。

所以说，吃饭时不要看书报，也不要狼吞虎咽，更不要生气或哭泣，如果长期改不掉这种不良的习惯，以后就可能经常会食欲不振，最后变成慢性消化不良。

总而言之，吃饭要专心，并且少做其他的事，而饭后要有适当的休息，让食物充分消化和吸收。

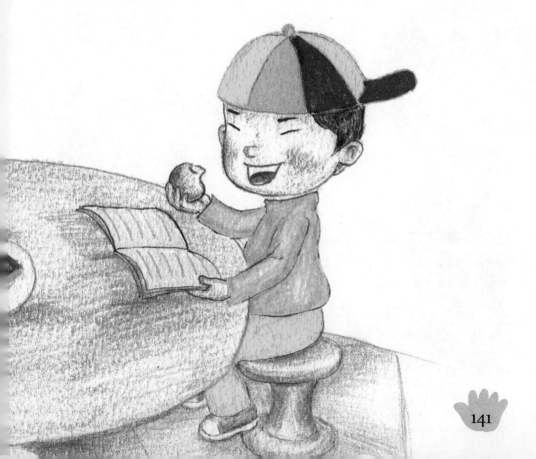

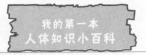

喝水被呛到后为什么会不住地咳嗽

小朋友喝水时，如果还在做其他的事，就有可能把水呛入气管，不停咳嗽了。可是，水不是会顺着食道进入胃里吗？为什么会跑到气管里去呢？

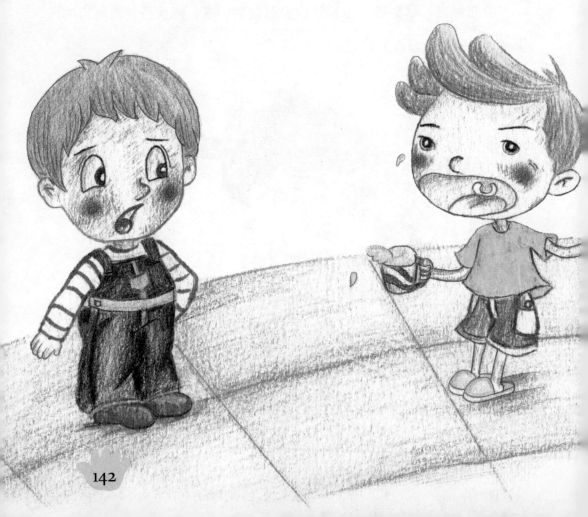

我们知道，食道连着胃，属于消化系统；气管连着肺，属于呼吸系统，这两条管子在喉头互相靠紧，气管在前，食道在后，但一起开口在咽部。

气管上方有块软骨，当我们吞咽东西时，会暂停呼吸，软骨就下降，正好盖住气管口，以使吞下的东西进入食道。而当我们吞咽完毕，需要呼吸时，软骨就会上升，让空气进入气管，所以正常状况下是不会有意外的。

假使有一天，我们一边谈笑又一边喝水，吞咽动作就会混乱。因为谈笑时我们要呼吸，软骨必然要上升，但同时我们又要喝水，软骨还来不及下降，气管口没盖好，水就溜进气管里了。

当水一旦进入气管，刺激气管黏膜，气管为了要把异物排出，于是就会出现反射性的咳嗽。

> 一般情况下喝水被呛到后，咳嗽几下就会好了，这是由于你喝水过急或者是你正在喝水时有什么事情引起你发笑而造成的。不过，如果有的人喝水经常会被呛到或者每次都被呛到，那就需要去医院看看了。

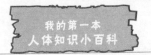
"少白头"是怎么回事

我们知道，当人年纪大了，头发会从黑色变成灰色，再由灰色变成白色。人老了会因为身体机能自然的衰退，产生一些生理上的变化，头发会变白就是其中的一种。但是，为什么有些青少年也会长白头发呢？

青少年生白发，也就是所谓的"少白头"，可就不是生理机能的自然退化，而是与遗传或是疾病有关了。

如果自己家族里，有人有"少白头"的症状，那可能就是遗传因素所造成的。但如果不是这样，那么就可能与营养不良、情绪激动、心情不悦或悲观忧郁有关系了。

我们东方人的头发里，因为含有黑色素，所以头发是黑色的。色素含得愈多，头发颜色就愈深，而这个色素是由毛发乳头形成的，一旦形成的过程出了问题，或是色素运送到毛根皮质时发生障碍，不管你的年龄是大是小，头发都会因丧失色素而变白。

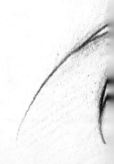

白头发出现时间的早晚，主要取决于一个人的基因。白种人约在 35 岁左右开始出现，黑种人 40 岁左右，而黄种人则在 30 左右出现白发。

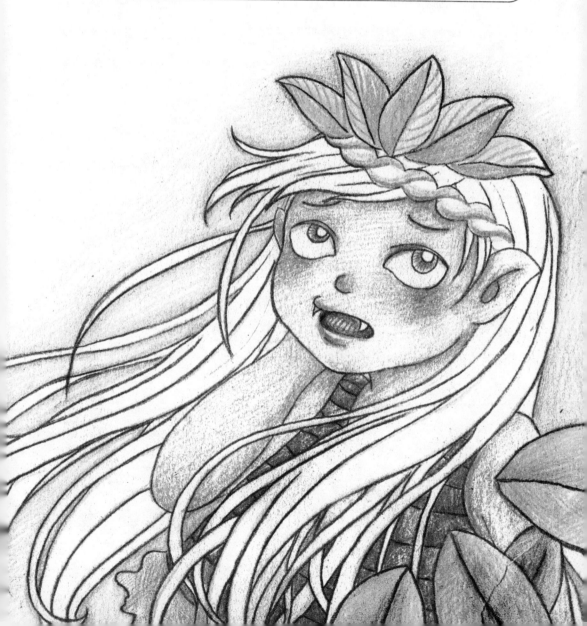

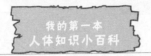

人站在高处为什么会害怕

当我们到野外露营时，看到河边立有"水深危险"的警示牌，就不敢跳下水游泳；如果抬头发现天空乌云密布，心里就会想：大概快要下雨了。我们之所以在事件尚未经历时，就会产生反应，起因于条件反射所产生的心理活动。

如果我们站在很高的地方往下望，心里感到害怕，也是一种条件反射的心理作用。因为这时候，眼前的情境会勾起我们以往的经验，譬如小时曾跌过跤、听人家说高空弹跳很可怕、电影里从山崖上坠落粉身碎骨的景象等。

不过，在同样的状况下，也有的人并不会感到害怕，像是喜欢攀岩或登越高山的人，他们还会觉得很刺激。另外，有时站在山顶望向远方，还会令人感到心旷神怡呢！

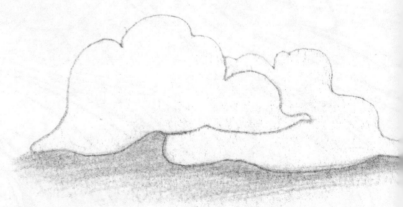

人会不会恐惧害怕，是受环境和人们主观能动性的影响的。比如初学跳伞的时候，我们的心理恐惧感肯定很强烈，因为没有人天生就是什么都不怕的。只要拿出勇气，克服心理障碍后，跳伞就变成一种乐趣了。

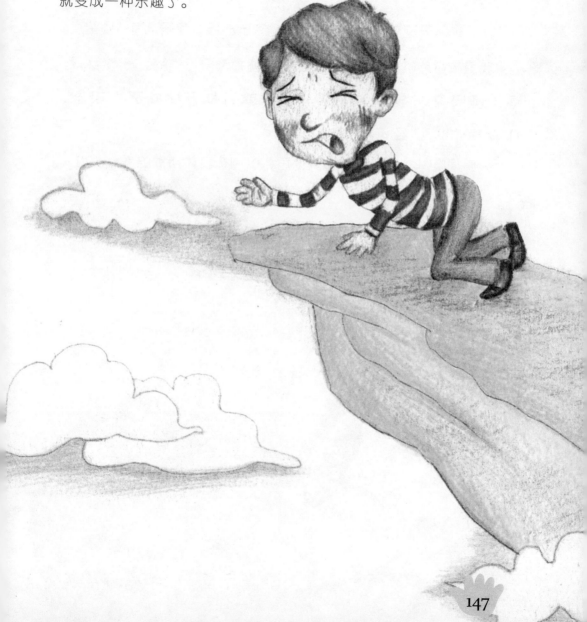

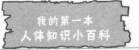

人不呼吸会怎样

我们是时时刻刻都在呼吸的，只是有的时候，我们没有特别留意。如果我们故意憋气，过不了多长时间，就会觉得很难受。一个人若停止呼吸 2 分钟～5 分钟以上，就可能产生脑死亡现象，代表这个人已经死亡了。

人必须吃进食物，在体内消化后，以制造身体所需的养分。当人

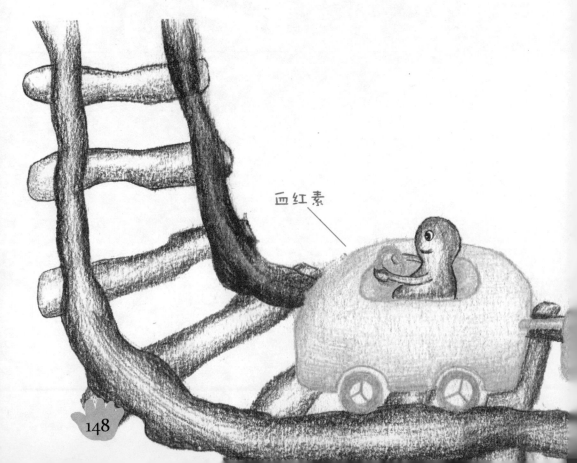

血红素

148

体再将养分吸收后，便可以产生活动时需要的能量，然后我们就可以工作、运动、思考，甚至在休息时，我们的体内器官仍在活动，也需要消耗能量。

但是，在养分变成能量前，却必须经过氧化的过程，然而我们体内并没有足够的氧气，所以，我们只好藉由呼吸空气来得到氧气了。

等空气到达我们体内后，又面临一个问题，就是没办法直接跟养分结合，所以又得通过体内的血液来帮忙。

血液中的血红素带着养分运送到身体各部分以供利用，也会将我们吸进的氧气在肺泡里一同带进血液里，跟着养分运送出去。如此一来，养分跟氧气就可以在一起产生能量，而我们就有力气进行许多活动了。

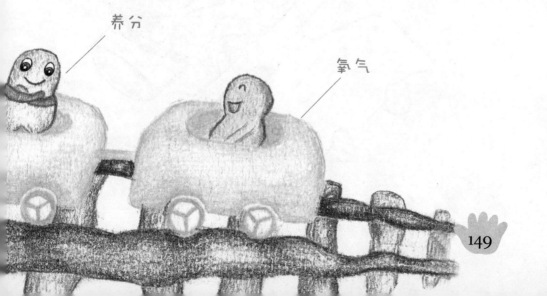

养分

氧气

睡觉的时候为什么会流口水

　　不管是大人还是小孩，应该都有睡觉时流口水的经验，尤其是在公共场所打瞌睡，醒来后竟然发现自己流了一摊口水，真的是让人很难为情。

　　其实，我们不只是在睡觉的时候会流口水。我们一天到晚都会流口水，只是有时多，有时少。口水就是唾液，它是由口腔中的腮腺、舌下腺、颌下腺分泌出来的。唾液可以滋润我们口腔咽喉部分，让我们不会口干舌燥。

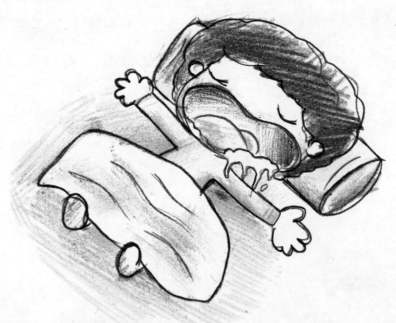

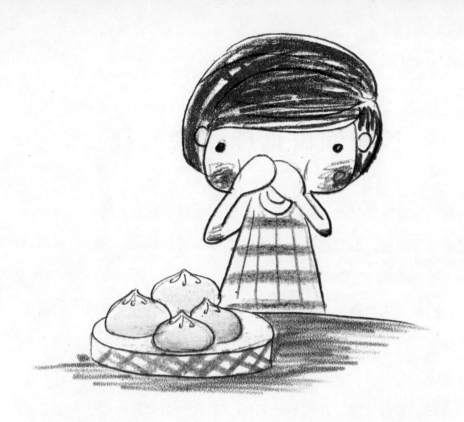

　　既然唾液是不断分泌的，那么，为什么白天它不会流出来呢？

　　这是因为在白天时，唾液虽然在分泌，甚至看到好吃的食物，它的分泌量更多，可是，我们会有意识地在把唾液往肚里吞，而不让它流出来。

　　但到了晚上睡觉时，全身肌肉放松，脑子也在休息，要把口水吞咽下肚的动作，也就不再继续执行了，这时口水就可能趁隙流出。

　　不过，并不是每个人睡觉都会流口水，因为睡着后唾液分泌少，并且还有两片合起的嘴唇防止它流出，除非睡得太沉，嘴唇闭得不紧，口水才会流出来。

长时间讲话嗓子会怎样

我们的老师很辛苦，他们每天都有很多课程安排，所以，每天的课程结束的时候，他们的嗓子经常会变得嘶哑。那么，为什么长时间讲话之后，嗓子就会变得嘶哑呢？

我们要发出声音讲话、唱歌好像都很简单，只要张开嘴，打开喉咙就成了。可是，事实上发声的过程，是很复杂的，并非我们想象的那样单纯。

当我们在呼吸时，声门是半开的，而我们的两条声带，是处于自然松弛且互相分离的状态。一旦当我们准备要发出声音的时候，呼吸

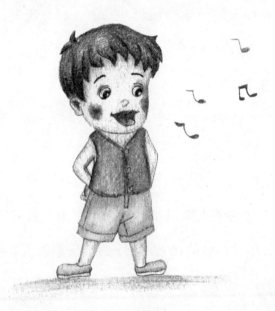

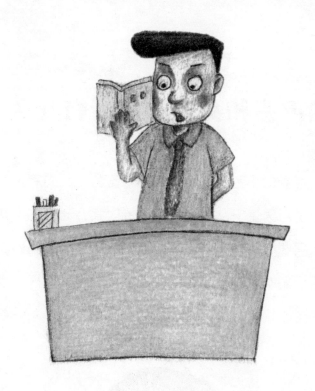

便暂停，声门也闭合起来，而两条声带开始绷紧，并且互相靠拢，保持一定的张力。

在呼吸暂停前，我们已吸了一口气，这时气管内气压增加，之后要发声时，会呼出具有一定强度和速度的气流，冲击声带，震动它使它发音。而后，再经过共鸣器官、语音形成器官，像是舌头、牙齿、嘴唇等的加工，才形成了我们的歌声或是语言。

至于音调的高低，则决定于声带的振动频率、紧张度、长短、厚薄及呼出气流压力的大小等。

所以，当我们话说多了，声带运动过度，开始疲劳，我们发出的声音便会变得粗糙沙哑了。

153

男生的声音和女生的声音有什么不同

你看那些可爱的小宝宝，他们咿咿呀呀的，我们完全分辨不出他们的性别。但是当男生、女生逐渐长大的时候，他们的声音就会产生很大的差别。只要听到有人在讲话，从他的声音里，我们就能判断出这个人是男生还是女生。甚至有时只要听到一声咳嗽声，也可以正确分辨出此人的性别。

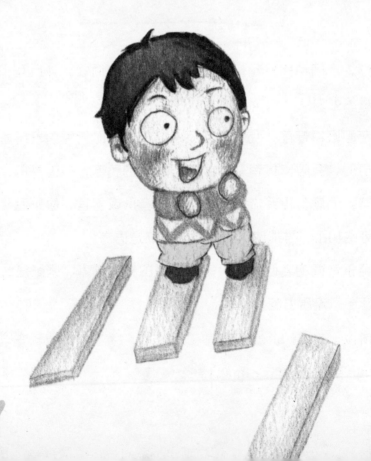

那么，男生的声音和女生的声音究竟有什么不同呢？

我们之所以能做此判断，正因为男、女生的声音有着极为明显的差异，而造成差异的原因，就是**男、女声带的长短不同。**

声带在我们喉头的部位，所以张开嘴巴也没法看到。声带会发声，就好像当你敲下一个琴键，触动钢琴的琴弦一样，触动较长的琴弦，发出的声音就较低沉浑圆，而短的琴弦则声音清脆高亢。

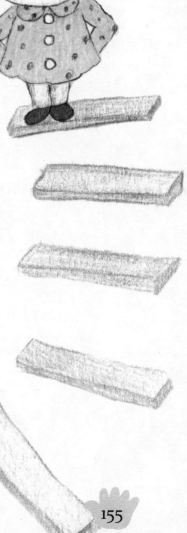

男人的声带，就像长的琴弦，振动频率较低，所以他们会发出重浊的声音；女人的声带则像短弦，振动频率较高，所以能够发出尖细的声音。

不过，人的声带毕竟不是钢琴的琴弦，哪根弦就发哪个音，丝毫不差。所以，一个人是可以用不同的声音说话，尤其是经过训练后，男生的声音也可清脆高亢，而女生亦然。

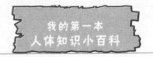

看到吃的东西为什么会流口水

　　我们随时随地都在接受外界的刺激，像是影像、声音、气味、冷、热、痛等，这些都促使我们的身体各部分产生不一样的反应。

　　你有没有注意观察过？人体上有些最简单的反应，譬如手指碰到很烫的东西，会立刻缩回去；突然听到巨大的响声会吓一跳；肚子饿了，闻到菜饭香，嘴里会不断分泌唾液，这些反应不须通知大脑，

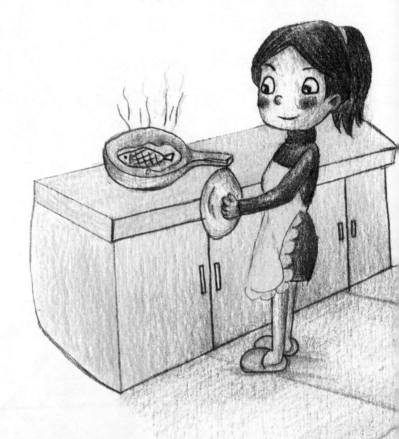

等大脑下达命令。在生理学上，这就叫做"无条件反射"。

除此之外，人体还有另一种比较复杂的反应。譬如说，当你第一次打针时，还不知道打针会痛，所以并不会太害怕。但是当你下一次要打针时，因为有了前一次的经验，你已经知道打针是会痛的，所以在还没打之前，就害怕极了。这种反应，是要有一定的条件才会产生，因此称作"条件反射"。

有些人一看到酸梅或柠檬时，就会流口水，这即是一种"条件反射"。因为他可能吃过酸梅和柠檬，觉得很酸，或是听人说过这些东西很酸，所以当他再见到这些东西时，立刻就起了反应。

因为有这种"条件反射"和"无条件反射"的存在，所以，在日常生活中，当我们看到吃的东西，尤其是遇到好吃的东西时，我们经常会说："哎呀，我都要流口水了。"

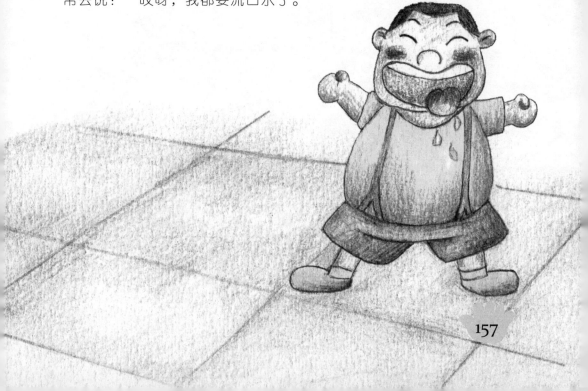

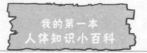
夜盲症是晚上看不到东西吗

　　有些人白天视力完全正常，到了晚上或是光线暗的地方，他就什么都看不见了，这种情况可能就是患了"夜盲症"。

　　即使是没有患夜盲症的正常人，在正常的状况下，处于光线明亮的环境中时，看东西很清楚，但到了暗处时，视觉的敏锐度也会相对减低。人们由光线明亮的环境进入光线昏暗的环境，通常需经过3分钟～5分钟的适应时间，然后才能隐约看清周围的环境，这种现象称为"暗适应"。

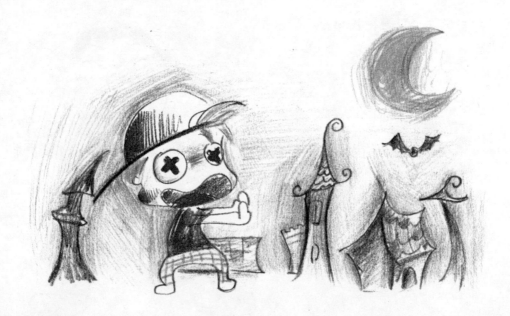

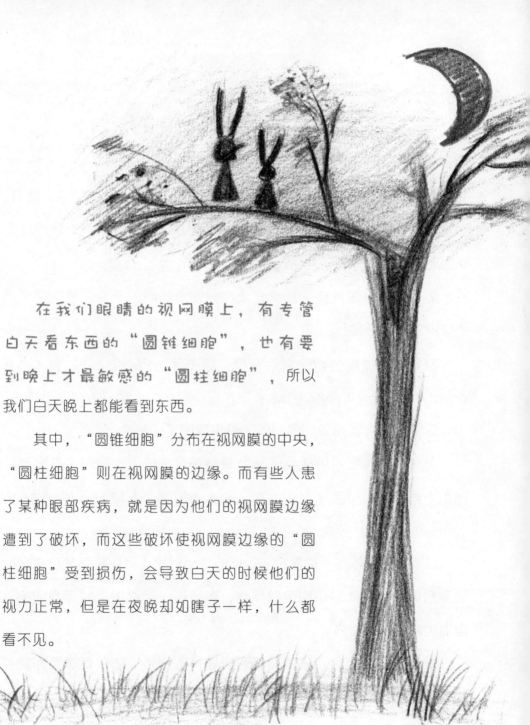

　　在我们眼睛的视网膜上，有专管白天看东西的"圆锥细胞"，也有要到晚上才最敏感的"圆柱细胞"，所以我们白天晚上都能看到东西。

　　其中，"圆锥细胞"分布在视网膜的中央，"圆柱细胞"则在视网膜的边缘。而有些人患了某种眼部疾病，就是因为他们的视网膜边缘遭到了破坏，而这些破坏使视网膜边缘的"圆柱细胞"受到损伤，会导致白天的时候他们的视力正常，但是在夜晚却如瞎子一样，什么都看不见。

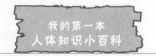
眼泪是什么味道的

受了委屈，或者碰到让自己很伤心的事情的时候，我们会流下眼泪。泪水滑过脸颊，流到我们的嘴巴里，你有过这样的经验吗？它是什么味道呢？是咸的，还是甜的？

如果你没有过这样的经历，还想要知道眼泪的味道，就必须先弄清楚眼泪的成分是什么。

科学家用微量分析研究后发现，原来人的眼泪，含有99%的水分，另外1%是固体，而在这些固体中，盐分占了一半还多。

这样，我们就知道，眼泪的味道是咸的了。

那么，究竟眼泪中所含的盐分是从哪里来的呢？原来，在眼球外面的上方，有一个像手指头大小的腺体，叫做"泪腺"。眼泪就是从泪腺中分泌出来的，盐分也是在这里制造的。

其实，在人体内不论是血液、体液或组织里，到处都有盐的存在。而我们的眼泪，就是用血液做原料，随后再由泪腺加工制造而成的，自然也含了盐分在内。

眼泪不仅含有盐，还含有能溶解细菌的物质，所以有杀菌和轻微消毒的功能。

另外，眼泪还能让我们的眼睛看起来水汪汪的，非常明亮动人，因为平时它就会流动在眼球上，以湿润角膜，不致干燥。

正常情况下，人一天约分泌 2 ~ 3 毫升泪液。泪液通过泪腺分泌出来，经过眼球表面，随后进入鼻泪管，经过鼻腔流入咽喉。

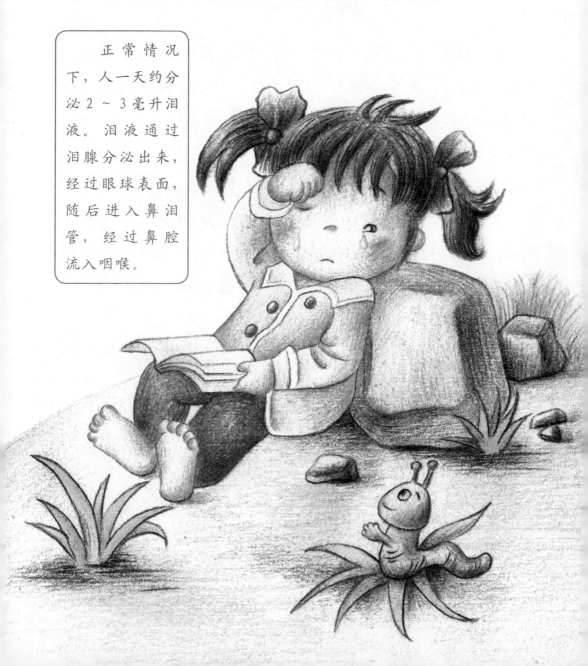

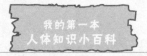
眼睛直视太阳为什么会难受

　　有一种天文现象叫做"日食"。当月球在太阳与地球之间的时候，日食就会出现。这时，月球位于太阳前方，地球上的有些地方看到的太阳，部分或全部光线是被挡住的，看起来好像是太阳的一部分或全部消失了。

　　古人的科学技术没有这么发达，不知道日食究竟是怎么回事。他们称"日食"为"天狗吃日"，可见"日食"真的是个有趣的天文现象，有机会的话，任谁都会想好好观察一番。然而大家容易忽略的是，如果眼睛直接正对着太阳就会损伤眼睛，甚至造成眼睛失明。

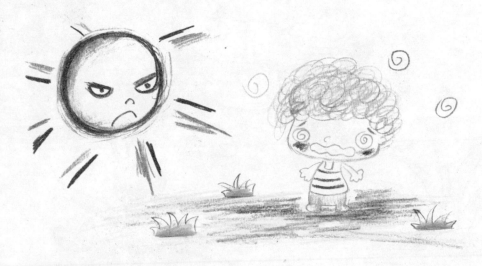

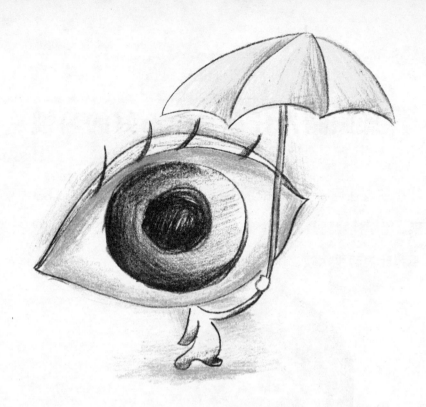

　　人的眼睛有个晶状体的构造，跟放大镜一样，**具有聚焦、放大的效果**。光线通过眼睛，太阳的热能透过晶状体聚焦在眼底的视网膜上，要是热能过大，眼睛就会感觉刺眼，眼前一片昏天暗地，需要一段时间才能恢复正常；如果受到的刺激太久、太强烈，视网膜会被灼伤，就对眼睛造成永久性的伤害，我们的视力就会下降。太阳的光线蕴含巨大能量，即使只是短短的直视片刻，对脆弱的眼睛来说，都是有很大的危害的。

　　但是我们很想观察太阳，怎么办呢？这很简单，只要拿块墨色玻璃，或是找段旧的黑白胶片放在眼睛前方，让这些暗色物质吸收掉太阳的热能，我们就能放心地观看太阳了。

揉眼睛为什么是个不好的习惯

小朋友在用手揉眼睛的时候，是不是都会被爸爸、妈妈纠正呢？其实，用手揉眼睛真的是个不卫生的坏习惯，所以最好赶快把它改掉，才不会让眼睛生病噢。

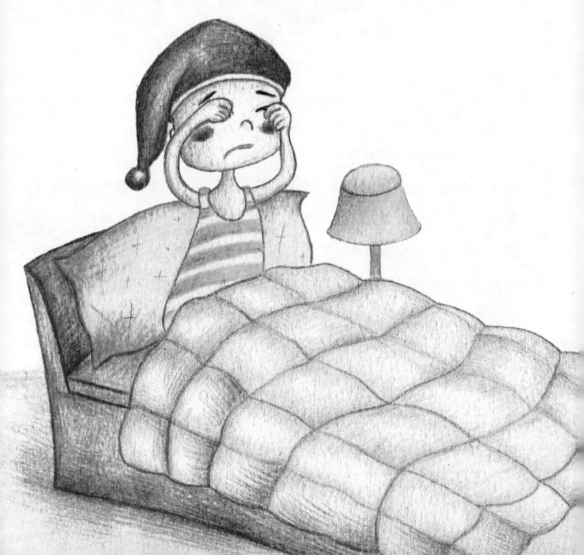

我们的双手经常接触许多的东西，虽然我们也常常洗手，但仍然还会有许多我们意想不到的脏东西残留在双手上。这些东西用肉眼是看不见的，但透过显微镜放大后，我们就会惊讶地发现，这许多密密麻麻的小东西，原来是各式各样的微小细菌呢。

这些我们看不见的各种细菌会经常附着在我们的皮肤上。但是也不用太过担心，幸好我们的皮肤表面温度比较低，而且会分泌少量的酸性物质，产生轻微杀菌的作用。所以，在一般正常的情形下，这些细菌是没办法兴风作浪的。

但如果我们经常用手揉眼睛，就会不小心把这些细菌带进眼睛里。因眼里的温度相对来说比较高，而且营养条件也比较好，所以细菌就会孳生作怪了。比如有的人眼睛生病，得了偷针眼、急性结膜炎、砂眼等，就是因为眼睛接触了不干净的东西，才让细菌有机可乘的。

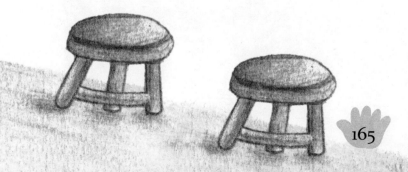

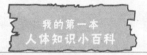
眼睛不怕冷吗

　　在寒冷的地区，天上下雪刮风、地上积雪结冰，脸颊及鼻子冻得红通通，耳朵和手脚也快冻得麻木了，可是，我们的眼球为什么好像不怕冷呢？难道是因为它没有感觉神经吗？

　　事实上刚好相反，眼睛是我们身体上最敏感的器官之一，只要有一点点细粒风沙吹进眼里，我们就会感到非常不舒服，又酸又痛甚至流泪。

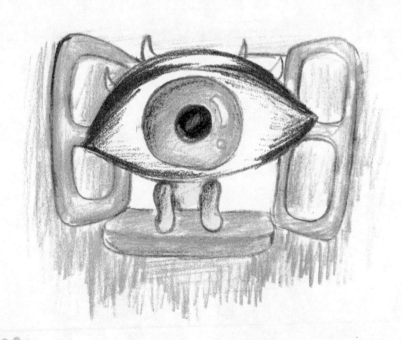

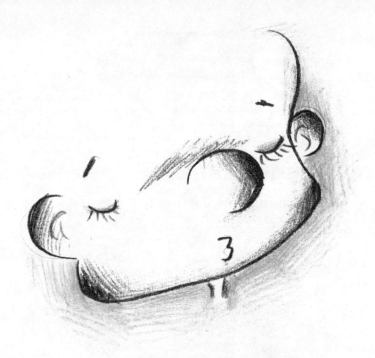

　　眼球之所以这么敏感，是因为它有管触觉和痛觉的神经，可是，它却没有管寒冷感觉的神经，所以它没办法感觉到寒冷。

　　另外，眼球的角膜是我们身体上唯一一块不含血管的透明组织，因此散热较慢，保温功能也比较好。而在眼球外面，还有柔软又富含血管的眼睑，帮忙阻挡不少迎面而来的风沙，所以，不管雪再怎么下，风再怎么吹，它也不会感觉冷。

　　相反的，我们的鼻尖、耳朵边缘以及指尖，都有较多的毛细血管，遇冷后会迅速扩大，散热就快，所以这些地方就感觉冷了。

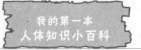
色盲是什么

小朋友在做健康检查的时候，会做到一项有关色盲的检测，让你在花花绿绿小点所集合的图案中，看出里头显示的是什么数字或图形。

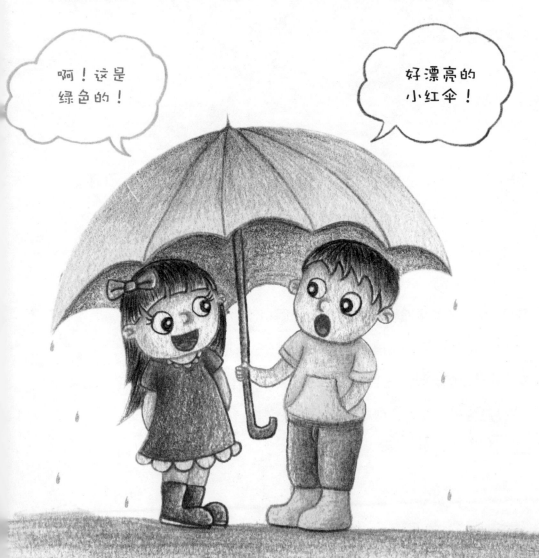

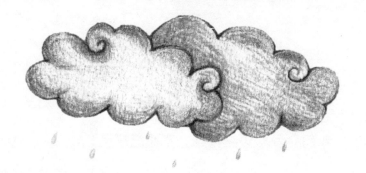

色盲究竟是什么呢？它是不是一种恐怖的疾病呢？

其实，色盲是一种先天性缺陷。患有色盲的人，他对颜色的分辨能力会比正常人来得低。当他对于各种颜色都无法分辨时，就是全色盲患者，不过这样的人极少。而仅对一两种颜色辨认困难时，为部分性色盲患者，红色和绿色色盲是最常见的两种，还有一些患者，会对紫色难以分辨。

对于红、绿难分辨的色盲患者，若是依靠经验及目标明朗度，他也能模糊地指出红和绿色，不过他所体会的红和绿色，会与常人不同，一旦再遇上较淡的红、绿色，他们就很难分辨了。

色盲的产生，简单地说，是因为视网膜上缺少红、绿或蓝，这三种颜色其中之一的感受色觉的成分，这种缺陷都是遗传而来的。

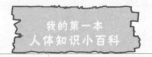

胃有什么作用

有时候，我们会说今天没胃口，不想吃东西；有时候，我们在看到自己爱吃的食物时，会不自觉地多吃一些，别人就会夸你胃口真好。那么，吃东西究竟和胃有什么关系呢？胃又有什么功用呢？

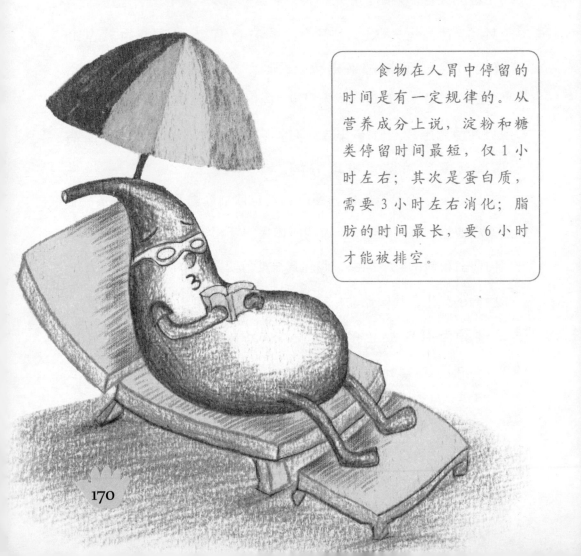

食物在人胃中停留的时间是有一定规律的。从营养成分上说，淀粉和糖类停留时间最短，仅1小时左右；其次是蛋白质，需要3小时左右消化；脂肪的时间最长，要6小时才能被排空。

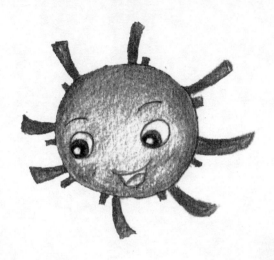

　　胃上部与食管相连接，下部与十二指肠相连接，大致位于身体的左上腹。

　　胃是人体消化系统中的一个重要组成部分，能够暂时储存食物，还能够将大块的食物研磨成小块，将食物中的大分子降解成较小的分子，以便于人体吸收。胃里有胃腺，可以分泌胃液，胃液中含有盐酸和蛋白酶，可初步消化蛋白质。

　　与此同时，它还有一定的吸收营养的功能，比如像少量水和无机盐等。但是，胃的最主要功能并不是吸收食物中的营养成分，吸收营养的工作主要是由小肠来完成的。

　　胃对人类是非常重要的，我们必须注意饮食健康，保护好它。比如，避免吃各种刺激性食物；饮食有规律，定时定量，不暴饮暴食；吃饭的时候细嚼慢咽等。